Dr. med. vet. Peter Hamalcik

Symptomenverzeichnis für die Biologische Veterinärmedizin

Aurelia-Verlag · Baden-Baden

1. Auflage 1992
ISBN 3-922907-21-2
© Copyright 1992 by Aurelia-Verlag GmbH, Baden-Baden.
Alle Rechte, besonders die Übersetzungsrechte, vorbehalten.
Aurelia-Verlag GmbH, Ruhrstraße 14, D-7570 Baden-Baden
Satz und Druck: Konkordia Druck GmbH, 7580 Bühl
Printed in Germany

Vorwort

In der Veterinärmedizin wird die Frage nach einer wirksamen Dauertherapie, mit der es möglich ist, akute und chronische Krankheitsfälle ohne Schädigung und ohne große Belastung des Organismus zu heilen, immer häufiger gestellt.

Vor allem durch die Rückstandsproblematik zeigt sich ein immer größer werdendes Interesse für homöopathische Medikamente, die auch in der Veterinärmedizin mit Erfolg verwendet werden können. Die Rückstandsprobleme, die dem Landwirt Einkommenseinbußen, dem Konsumenten Gefahren für seine Gesundheit bringen können, treten bei einer homöopathischen Therapie im allgemeinen nicht auf.

Mit den homöopathischen Arzneimitteln ist eine Form der Therapie gegeben, eine Funktionsschwäche zu regulieren und den Organismus ohne langdauerndes Rekonvaleszenzstadium wieder voll leistungsfähig zu machen. Wenn jedoch der Regulationsmodus des Organismus erschöpft ist, echte Gewebszerstörungen, bindegewebige Entartungen oder altersbedingte, irreparable Prozesse auftreten, sollte nicht gezögert werden, eine chemo-antibiotische oder substitutionelle Therapie einzusetzen. Die Homöotherapie ist dabei allerdings eine sehr gute Ergänzung zu der chemischen Behandlung, um die letzte Möglichkeit des Organismus zur Eigenregulierung noch auszunutzen.

Naturgerecht oder gemäß den naturgesetzlichen Grundlagen und Zusammenhängen zu behandeln, bedeutet biologisch therapieren. Mit Hilfe der Homöotherapie ist dies in den meisten Fällen möglich.

Die homöopathischen Arzneimittel werden aufgrund der Arzneimittelprüfung am gesunden Tier/Mensch und dem daraus resultierenden Arzneimittelbild nach der Simile-Regel „Similia similibus curantur – Ähnliches wird durch Ähnliches geheilt" unter Berücksichtigung der homöopathischen Pharmazie eingesetzt. Dabei finden die chemisch-physikalische Analytik, die unfreiwilligen Intoxikationen (Beobachtungen), die Erkenntnisse der Erfahrungsmedizin, die Verlaufsbeobachtungen und die experimentellen Prüfungen von Stoffen am lebenden Organismus Berücksichtigung.

Die Dosierung muß entsprechend der Tierart, Größe und Gewicht vorgenommen werden. Als allgemeines Dosierungsschema ist zu nennen:

Pferd, Rind:	5 – 10 ml s.c. und/oder 3mal täglich 30 Tropfen bzw. 6 Tabletten
Fohlen, Kalb:	4–5 ml s.c. und/oder 3mal täglich 20 Tropfen bzw. 5 Tabletten
Schwein:	4–5 ml s.c.

Ferkel:	2–3 ml s.c. und/oder 3 mal täglich 10 Tropfen bzw. 2 Tabletten
Großer Hund:	3–4 ml s.c. und/oder 3mal täglich 12 Tropfen bzw. 3 Tabletten
Mittlerer Hund, Schaf, Ziege:	2 ml s.c. und/oder 3mal täglich 10 Tropfen bzw. 2 Tabletten
Kleiner Hund, Katze:	1–2 ml s.c. und/oder 3mal täglich 7 Tropfen bzw. 1 Tablette
Welpen:	0,5–1 ml s.c. und/oder 3mal täglich 5 Tropfen bzw. 1 Tablette
Kleine Heimtiere:	0,5 ml s.c. und/oder täglich 5 Tropfen bzw. 1 Tablette

Dieses Symptomenverzeichnis stellt eine Auswahl dar, um den Einsatz der homöopathischen Arzneimittel in der Praxis zu erleichtern. Als Grundlage hierfür dienten die Arbeiten in dem Buch Biologische Therapie in der Veterinärmedizin, in der Zeitschrift Biologische Tiermedizin, Hinweise in der Literatur sowie Mitteilungen von Erfahrungen von Kolleginnen und Kollegen.

Das jeweils erstgenannte Präparat ist als Basistherapeutikum zu sehen. Dieses sollte stets mit berücksichtigt werden, auch wenn zusätzlich noch ein anderes Präparat angezeigt ist.

Mein besonderer Dank gilt den Kolleginnen und Kollegen, die es durch ihre Mithilfe ermöglichen, dieses Symptomenverzeichnis zusammenzustellen. Auch danke ich Herrn Kollegen Dr. Reinhart für die Unterstützung bei Durchsicht und Korrektur sowie Frau Eva Tammert für die Schreibarbeiten.

Ich bin überzeugt, daß Sie mit den homöopathischen Arzneimitteln stets gute therapeutische Erfolge erzielen.

Januar 1992   Peter Hamalcik

Symptomenverzeichnis

Abmagerung
   Arsuraneel
   China-Homaccord
   Coenzyme compositum
   Engystol
   Hepeel
   Molybdän compositum
— Katze, ohne Befund
   Condurango
— Hund
   Abrotanum
   Arsenicum album
   Jodum

Abort, drohender
   Sabina

Abschürfungen
— Haut/Euter
   Traumeel Salbe

Abszesse
   Traumeel
   Echinacea compositum
   Arnica-Heel
   Hepar sulfuris
   Myristica sebifera
— Hund
   Calendula
   Echinacea
— Katze
   Calendula
   Hypericum
— Kopfbereich, nach Zahnschäden, bei Nagern
   Echinacea compositum forte
   Traumeel

— Zwischenzehen, Hund
   Hepar sulfuris
— Analdrüse
   Hamamelis
   Hepar sulfuris
   Silicea
— Nachbehandlung
   Traumeel
   Entzündungstropfen (Cosmochema)
   Silicea
   Calcium fluoratum

Abwehrsteigerung, unspezifische
   Engystol
   Echinacea compositum
   Galium-Heel
   Psorinoheel
   Lachesis
   Vincetoxicum

Acanthosis nigricans
   Cerebrum compositum
   Thyreoidea compositum
   Cutis compositum
   Auto-Sanguis-Stufentherapie
   bes. mit
   Conium u.
   Thuja u.
   Antimonium crudum

Adipositas
   Graphites-Homaccord
   Strumeel forte
   Thyreoidea compositum

Adlerfarnvergiftung
— Rind
   Crotalus horridus

Ipecacuanha
Phosphor-Homaccord

Afterekzem s. Ekzem

Aftervorfall
— Hund
Ignatia
Ruta

Aggressivität, Hund
Cerebrum compositum
Phosphor-Homaccord
Hyoscyamus-Injeel
Ignatia
Tarantula cubensis
Nux vomica-Homaccord

Akne und Eiterpusteln
Hepar sulfuris
Cutis compositum
Hautfunktionstropfen (Cosmochema)
Silicea
Traumeel

Aktinomykose
Kalium jodatum
Mercurius bijodatus
Osteoheel
Os suis-Injeel
— Rind
Acidum hydrofluoricum
Hekla Lava
Kalium jodatum

Albuminurie
Albumoheel
Populus compositum
Reneel

Allergien
Engystol
Echinacea compositum
Acidum formicicum
Apis-Homaccord
Histamin-Injeel
Psorinoheel
Schwef-Heel
Auto-Sanguis-Stufentherapie
bes. mit
Ephedra vulgaris-Injeel u.
Galphimia-Injeel u.
Galium-Heel
— Hund, Urtikaria
Apis mellifica
Calcium carbonicum

Alopezie (s. a. Haarausfall)
Cerebrum compositum
Cutis compositum
Hautfunktionstropfen (Cosmochema)

Alterserscheinungen
Cerebrum compositum
Cactus compositum
Cralonin
Ginseng compositum
Arsenicum album
Nux vomica-Homaccord
Procainum compositum
Acidum formicicum
Ambra
Barium carbonicum
Calcium carbonicum
Zincum
Strychninum nitricum
— kleine Heimtiere und Vögel
Cerebrum compositum
Coenzyme compositum
Ubichinon compositum

Altersherz
Cactus compositum
Cralonin
Acidum hydrocyanicum
Crataegus

Amenorrhö
Ovarium compositum
Gynäcoheel
Hormeel

Anämie
Ferrum-Homaccord
Galium-Heel

Analbeutelabszeß
Belladonna-Homaccord
Traumeel

Analbeutelentzündung
Echinacea compositum
Traumeel
Aesculus compositum

Analfisteln
— Hund
Silicea
Traumeel Salbe
Cruroheel
Acidum nitricum
Calcium fluoratum

Anaplasmose
— Rind
China-Homaccord
Crotalus horridus
Glonoinum
Phosphor-Homaccord
Phytolacca

Angina tonsillaris
Lymphomyosot

Belladonna-Homaccord
Angin-Heel
Arnica-Heel
Mercurius-Heel

Angstzustände, Hund
Cerebrum compositum
Kalium phosphoricum
Nux vomica
Ampullenmischung von
  Argentum nitricum-Injeel
  + Arsenicum album-Injeel
  + Calcium carbonicum-Injeel
  + Hyoscyamus-Injeel
  + Lycopodium-Injeel
  + Phosphorus-Injeel
Vipera berus
— Schäferhund
Phosphor-Homaccord
— nervöse Störungen
Apis mellifica
Argentum nitricum
Arsenicum album
Belladonna-Homaccord
Calcium carbonicum
Hyoscyamus
Kalium phosphoricum
Lachesis
Opium
Phosphor
Zincum

Angstbeißen
Psorinoheel
Cerebrum compositum

Anöstrie
Ovarium compositum
Hormeel
Aristolochia clematitis-Injeel
Calcium carbonicum
Phosphor-Homaccord

Anregung körpereigener Abwehr
Echinacea compositum
Engystol
Psorinoheel
Galium-Heel

Antidote
— bei Vergiftungen, unterstützend
Nux vomica-Homaccord

Apathie
Cerebrum compositum
Aesculus compositum
Arnica montana
Lachesis
Carbo compositum
Phosphor-Homaccord
Veratrum-Homaccord

Aphthen, besonders bei Nagern
Echinacea compositum
Traumeel

Apoplexia cerebri
Cerebrum compositum
Apis-Homaccord
— Hund
Arnica
Belladonna
Opium
— bei starker Apathie
Barium carbonicum
Carbo compositum
Helleborus niger
Strophanthus compositum

Appetitlosigkeit
China-Homaccord
Nux vomica-Homaccord
Hepeel
Arsuraneel
Arnica montana

Molybdän compositum
Coenzyme compositum
— Hund
Abrotanum
Ferrum phosphoricum

Arthritis
Traumeel
Zeel
Neuralgo-Rheum-Injeel
Discus compositum
Kalmia compositum
Osteoheel
Procainum compositum
Apis
Bryonia
Pulsatilla
Rhus toxicodendron
— Hund (Schäferhund) und Katze
Discus compositum
Coenzyme compositum
Zeel
Belladonna
Bryonia
Rhus toxicodendron
Symphytum

Arthrosen
Zeel
— Schulter
Zeel
Traumeel
Ferrum-Homaccord
— Ellenbogen
Zeel
Traumeel
Neuralgo-Rheum-Injeel
Osteoheel
— Hüfte, Subluxation
Traumeel
Zeel

— Hüfte, Morbus Perthes
  Graphites-Homaccord
  Calcium carbonicum-Injeel
  Calcium carbonicum-Injeel forte
  Arnica-Heel
  Lithiumeel
— Knie
  Zeel
  Traumeel
— Knie, Meniskus
  Kalmia compositum
  Discus compositum
  Calcium carbonicum
  Graphites-Homaccord
  Arnica-Heel
— Wirbelsäule
  Discus compositum
  Zeel

Atemwegserkrankungen (s.a. Bronchitis, Bronchopneumonie, Pneumonie)
  Engystol
  Gripp-Heel
  Echinacea compositum
  Belladonna-Homaccord
  Mucosa compositum
  Bronchalis-Heel
  Bryaconeel
  Phosphor-Homaccord
  Aconitum
  Belladonna
  Bryonia
— Rind
  Engystol
  Echinacea compositum
  Aconitum-Homaccord
  Belladonna-Homaccord
  Coenzyme compositum
  Coxsackie-Virus-A9-Injeel forte
  Drosera-Homaccrod
  Dulcamara-Homaccord
  Euphorbium compositum
  Gelsemium-Homaccord
  Klebsiella pneumoniae-Injeel forte
  Phosphor-Homaccord
  Grippe-Nosode
— subakute Erkrankungen
  Ferrum phosphoricum
— Husten
  Drosera-Homaccord
  Husteel
  Tartephedreel
— Krampfhusten
  Droperteel
  Cuprum aceticum
— Herz- und Kreislaufstützung
  Cactus compositum
  Cralonin
— Drainage
  Lymphomyosot

Aufbaumittel
  Molybdän compositum
  Carbo vegetabilis
  Nux vomica-Homaccord
— allgemeine Reizbarkeit
  Kalium phosphoricum
— nach Krankheiten
  Arsenicum album
  Calcium phosphoricum
— nervöse Tiere mit sexueller Übererregbarkeit
  Murex purpurea
  Staphisagria
— nach Flüssigkeitsverlusten
  China
— alte Tiere s. Alterserscheinungen

Auftreibungen der Kieferknochen, Exostosen
— Hund
  Osteoheel

Calcium fluoratum
Hekla Lava

Augenerkrankungen, Hund
Echinacea compositum
Euphrasia-Injeel
Cornea suis-Injeel
Oculoheel
Coenzyme compositum
Mercurius-Heel
— Katze, Nickhautverletzung
Traumeel

Augenverletzungen
Traumeel

Ausfall der Barthaare
— Katze
Kalium phosphoricum

Ausflüsse
Lamioflur

Azetonämie
Carduus compositum
Chelidonium-Homaccord
Nux vomica-Homaccord
Hepar compositum
Coenzyme compositum
Ubichinon compositum
— Rind
Aconitum (nervöse Form)
Cicuta virosa (nervöse Form)
Flor de Piedra
Lycopodium
Nux vomica
Opium (nervöse Form)

Azyklie, Rind
Ovarium compositum
Hormeel

Balanoposthitis s. Vorhautkatarrh

Ballenekzem mit Fissuren, bes. im Winter
Traumeel
Abropernol
Petroleum

Ballenverletzungen der Hunde
Traumeel
Cutis compositum
Echinacea compositum

Bänderaffektionen
Traumeel
Kalmia compositum
Arnica-Heel
Rheuma-Heel
Rhus toxicodendron

Bänderschwäche
Calcium fluoratum
Kieselsäuretabletten (Cosmochema)

Bandscheibenerkrankungen
Discus compositum
Spascupreel
Traumeel
Zeel
— Hund
Discus compositum
Hypericum-Injeel
Nux vomica-Homaccord

Beckenbruch, unterstützend
Traumeel
Calcium phosphoricum
Symphytum

Berührungsangst
Arnica montana

Bewegungsstörungen
Traumeel
Aesculus compositum
— Hund
Discus compositum
Cerebrum compositum
Coenzyme compositum
Graphites-Homaccord
Neuralgo-Rheum-Injeel
Nux vomica-Homaccord
— ältere Tiere
Zeel
Procainum compositum
Ubichinon compositum

Bindehautentzündung s. Konjunktivitis

Bindegewebsschwäche
Silicea
Kieselsäuretabletten (Cosmochema)
Calcium fluoratum

Bindegewebs-, Knochen- und Knorpelerkrankungen
Osteoheel
Zeel
Discus compositum
Silicea
Traumeel
Kalmia compositum
Cartilago suis-Injeel
Coenzyme compositum

Bißverletzungen
Traumeel
Echinacea compositum

Blähungen bei kleinen Heimtieren
Carbo vegetabilis

Blasenentzündung (s.a. Zystitis)
Cantharis compositum
— nach Durchnässung
Dulcamara
— nach Unfall
Hamamelis
— durch Überdehnung der Blasenwand
Petroselinum
— durch Bakterien und Viren
Echinacea angustifolia
Hamamelis
Terebinthina
— mit ständigem Urindrang
Cantharis compositum
— Blasenbluten durch Harngrieß
Berberis-Homaccord
Terebinthina

Blasenblutung
Albumoheel
Reneel
Traumeel
Cinnamomum-Homaccord

Blasenlähmung
— Hund
Petroselinum
— infolge Rückenmarkserkrankung
Strychninum nitricum
— nach Unfall
Traumeel
Hypericum-Injeel
Discus compositum
— durch Gehirnstaupe
Gelsemium-Homaccord

Blasenschwäche
Causticum compositum
Calcium carbonicum
Hormeel

Blasensteine s. Harnsteine

Blasentenesmen
Spascupreel
Cantharis compositum
Reneel

Bluterguß
Traumeel
Aristolochia
Arnica
Bellis perennis
Hamamelis

Blutharnen
— Rind
China
Crotalus horridus
Ficus religiosa
Millefolium
Phosphorus

Blutigkratzen
Psorinoheel
Traumeel

Blutohr
Traumeel
Traumeel Salbe

Blutungen
Cinnamomum-Homaccord
Traumeel
Millefolium
— petechiale
Phosphor-Homaccord

— arteriell
Cinnamomum-Homaccord
Aconitum
Belladonna
Millefolium
Sabina
— gußweise
Cinnamomum-Homaccord
Ipecacuanha
Sabina
— leichte Gerinnbarkeit
Chamomilla
Crocus
— Uterus, postpartal
Arnica
Bellis perennis
Cinnamomum
Sabina
— venös
Crotalus horridus
Hamamelis
Lachesis
Secale cornutum
Vipera berus
— verzögerte Gerinnfähigkeit
Phosphor

Bradykardie
Cactus compositum
Cralonin
Carbo compositum

Brechdurchfall
Veratrum-Homaccord
Nux vomica-Homaccord
Arsenicum album
Ipecacuanha
Pulsatilla
— Kleintiere
Pulsatilla
— Hund, seuchenhafter
Echinacea compositum

Ipecacuanha
Veratrum album
— Nachbehandlung
China

Brechreiz
Ipecacuanha
Nux vomica

Brechwürgen der Hunde
Vomitusheel
Drosera-Homaccord

Bronchitis (s.a. Atemwegserkrankungen)
Gripp-Heel
Engystol
Echinacea compositum
Belladonna-Homaccord
Bronchalis-Heel
Dulcamara-Homaccord
Tartephedreel
Acidum formicicum
Bryonia
— Mischspritze
Kalium arsenicosum
+ Amonium bromatum
+ Kalium nitricum
— Pferd
Acidum formicicum-Injeel forte
— Hund und Katze
Aconitum
Belladonna-Homaccord
Ipecacuanha
Phellandrium
Phosphor
Tartarus emeticus
— feuchte
Sulfur
Tartephedreel
Kalium jodatum
— spastische

Atropinum compositum
Drosera-Homaccord
Husteel
— verschleppte
Hepar sulfuris
Sticta pulmonaria
— mit Krampfhusten
Atropinum compositum
Droperteel
Cuprum aceticum
Drosera
Ipecacuanha
— starke Verschleimung
Lycopodium

Bronchopneumonie (s.a. Atemwegserkrankungen)
Engystol
Echinacea compositum (forte)
Gripp-Heel
Mucosa compositum
Aconitum-Homaccord
Belladonna-Homaccord
Bryaconeel
Phosphor-Homaccord
— fibrinöse
Bryonia

Brunst, stille
Ovarium compositum
Pulsatilla

Brunst- und Konzeptionsstörungen
Ovarium compositum
Hormeel
Apis
Aristolochia
Pulsatilla

Brustfellentzündung
Bryonia

Gripp-Heel
Tartarus emeticus

Bursitis
Traumeel
Apis-Homaccord
Silicea

Cataracta juvenilis
Corpus vitreum suis-Injeel
Lens suis-Injeel
Nervus opticus suis-Injeel
Oculus totalis suis-Injeel
Retina suis-Injeel

Cholangitis, Cholezystitis
Atropinum compositum
Chelidonium-Homaccord
Hepar compositum
Hepeel
Injeel-Chol

Chronische Krankheiten
Sulfur-Heel
Echinacea compositum
Engystol
Acidum formicicum
Galium-Heel
Psorinoheel
Ubichinon compositum
Coenzyme compositum
Glyoxal compositum

Colitis
Popophyllum compositum

Colpitis s. Vaginitis

Commotio cerebri
Traumeel
Vertigoheel
Cerebrum compositum

Arnica
Hypericum
— länger andauernd
Opium
— Allgemeinstörungen als Spätfolge
(Krämpfe)
Cerebrum compositum
Arnica
Cuprum

Conjunktivitis s. Konjunktivitis

Corneaauflagerungen, bei Nagern
Para-Benzochinon

Cystitis s. Zystitis

Dackellähme
Discus compositum
Nux vomica-Homaccord
Traumeel
Atropinum compositum
Gelsemium-Homaccord
Neuralgo-Rheum-Injeel
Spascupreel
Arnica
Bryonia
Colocynthis
Hypericum
Plumbum
Rhus toxicodendron
— spastische Form
Nux vomica
— schlaffe Form
Plumbum aceticum
— nach Abklingen der akuten Symptome
Cerebrum compositum
Poliomyelitis-Nosode

Dämpfigkeit s. Emphysem-Bronchitis

Darmatonie
Alumina
— kleiner Heimtiere
Natrium-Homaccord
— nach Operationen
Natrium-Homaccord

Darmkatarrh
Nux vomica-Homaccord
Veratrum-Homaccord
Colocynthis
— Hund
Mercurius solubilis
Podophyllum
Pulsatilla
— mit Abmagerung und Erschöpfung, Vergiftung
Arsenicum album
— chronisch
Aethiops antimonialis
Graphites
Mercurius sublimatus corrosivus
Sulfur
— nach Milch
Calcium carbonicum
— nur morgens
Sulfur
— nachmittags
China
— nachts
Arsenicum album
— gleich nach Futteraufnahme
China
Pulsatilla
— nach Durchnässung, Erkältung
Dulcamara
Rhus toxicodendron
— macht erschöpft und schwach
Chininum arsenicosum

— aus Angst
Argentum nitricum
Gelsemium
— nach längerem Fahren
Cocculus

Darmkolik
Atropinum compositum
Nux vomica-Homaccord
Belladonna-Homaccord

Darmtenesmen
Spascupreel
Nux vomica-Homaccord

Dauermauser
Hormeel
Cutis compositum
Cerebrum compositum

Deckunlust der Rüden
Testis compositum
Acidum phosphoricum
Ginseng compositum
Damiana
Tonico-Injeel

Degenerative Erkrankungen
— Gelenke
Zeel
— zur Anregung blockierter Fermentsysteme
Coenzyme compositum

Degeneration, fettige, Zellen
Phosphorus

Dekubitus
— Hund
Traumeel
Calendula-Salbe

Arnica
Silicea

Dermatitis
Cutis compositum
Traumeel
Coenzyme compositum
Engystol
Sulfur-Heel
Psorinoheel
Hepeel
Belladonna-Homaccord
Graphites-Homaccord
Ledum
Schwef-Heel
Ubichinon compositum
Cerebrum compositum

Dermatomykosen, als Adjuvans
Echinacea
Cutis compositum
Coenzyme compositum

Dermatosen (s.a. Ekzeme)
Cutis compositum
Sulfur-Heel
Arsuraneel
Hepar compositum
Schwef-Heel
Sulfur-Heel
Traumeel
— chronische
Cutis compositum
Sulfur-Heel
— allergische
Acidum formicicum
Coenzyme compositum
— juckende
Psorinoheel
Sulfur-Heel
Histamin-Injeel

— zur unterstützenden Behandlung
Hepar compositum
Carduus compositum

Diabetes, als Adjuvans
Syzygium compositum
Coenzyme compositum
— Katze
Acidum phosphoricum
Kreosotum
Syzygium

Diarrhö
Veratrum-Homaccord
Nux vomica-Homaccord
Aloe socotrina
Arsenicum album
Chelidonium
Colocynthis
Diarrheel
Mercurius solubilis Hahnemanni
— blutig
Diarrheel
Veratrum-Homaccord
Podophyllum
— länger andauernd
zusätzlich Silicea
Mucosa compositum
— krampfartig
Asa foetida
Colocynthis
Nux vomica
— der Jungtiere
Carbo vegetabilis
Podophyllum

Diathese, exsudative
Lymphomyosot
Acidum formicicum
Tonsilla compositum
— harnsaure
Solidago compositum

Discusprolaps (Teckellähme)
   Discus compositum

Diskopathien
   Discus compositum
   Traumeel
   Neuralgo-Rheum-Injeel
   Zeel
   Coenzyme compositum
   Ubichinon compositum
   Graphites-Homaccord
 — bei älteren Tieren zusätzlich
   Procainum compositum
 — im Bereich der Brustwirbelsäule
   Colocynthis-Homaccord
   Ranunculus-Homaccord
 — und Osteochondrose der
   Wirbelsäule
   Colocynthis-Homaccord
   Discus compositum
   Neuralgo-Rheum-Injeel
   Traumeel
   Zeel

Distorsionen
   Traumeel
   Arnica-Heel
   Kalmia compositum
   Bellis perennis
   Calendula
   Rhododendron
   Rhus toxicodendron
   Ruta
 — Zerrung der Bänder
   Kalmia compositum
   Rhus toxicodendron
   Silicea
 — mit Läsion der Nervenbahnen
   Hypericum
 — mit Periostverletzung
   Osteoheel
   Bryonia
   Ruta graveolens
   Symphytum

Diurese, anregend
   Solidago compositum

Drüsenschwellungen
   Hepar sulfuris

Druse
   Nux vomica-Homaccord
   Auto-Sanguis-Stufentherapie
   bes. mit
   Tonsilla compositum
   Echinacea compositum
   Mucosa compositum

Durchblutungsstörungen
   Aesculus compositum
   Cerebrum compositum
   Circulo-Injeel
   Placenta compositum
 — zerebrale
   Cerebrum compositum
   Ginkgo biloba

Durchnässung
   Dulcamara-Homaccord
   Gripp-Heel

Dysenterie s. Diarrhö

Dysmenorrhö
   Hormeel
   Gynäcoheel
   Spascupreel

Dyspepsie
   Antimonium crudum
   Argentum nitricum
   Arsenicum album

Eierlegen, ständiges, bei Vögeln
  Hormeel

Eierstöcke, degenerative Veränderungen
  Ovarium compositum

Eierstöcke, Dysfunktion
  Ovarium compositum
  Hormeel

Eifersucht
— Hund
  Hyoscyamus
  Platinum

Eisenmangel
  Ferrum-Homaccord
  Galium-Heel
— Rind
  China
  Natrium chloratum

Eiterungen
  Hepar sulfuris
  Traumeel
  Echinacea compositum
— am After, Hund
  Calcium sulfuricum

Eklampsie
  Cerebrum compositum
  Apis-Homaccord
  Spascupreel
— Hund
  Calcium phosphoricum
  Ferrum phosphoricum
  Hyoscyamus

Ekzeme (s.a. Dermatosen)
  Traumeel
  Cutis compositum

  Echinacea compositum
  Engystol
  Apis-Homaccord
  Arsenicum album
  Belladonna-Homaccord
  Graphites-Homaccord
  Lamioflur
  Ledum
  Schwef-Heel
  Sulfur-Heel
— chronisch
  Coenzyme compositum
  Ubichinon compositum
  Psorinoheel
  Auto-Sanguis-Stufentherapie
  Lamioflur
— nässend
  Cutis compositum
  Echinacea compositum
  Engystol
  Hepar compositum
  Mercurius solubilis Hahnemanni
  Petroleum
  Psorinoheel
  Sulfur
  Traumeel
— trockene (schuppend, juckend)
  Graphites-Homaccord
  Abropernol
  Apis-Homaccord
  Arsenicum album
  Coenzyme compositum
  Cutis compositum
  Mezereum-Homaccord
  Petroleum
  Sulfur-Heel
— am Kopf
  Lycopodium
— an den Lefzen
  Traumeel
  Calendula
  Hepar sulfuris

Kreosotum
Lycopodium
Natrium muriaticum
Silicea
— am Ohrrand
Acidum fluoricum
— in der Ohrmuschel
Graphites-Homaccord
Sulfur-Heel
— in den Gelenkbeugen
Natrium muriaticum
Sepia
— in den Hautfalten
Graphites-Homaccord
Abropernol
— zwischen den Zehen
Lamioflur
Natrium-Homaccord
Silicea
Traumeel
— an den Geschlechtsteilen
Ambra grisea
Rhus toxicodendron
Croton (männl.)
Mercurius solubilis Hahnemanni (weibl.)
— am After
Paeonia-Heel
Abropernol
— im Winter schlimmer
Petroleum
— Sommerekzem
Acidum fluoricum
Kreosotum
— Strahlenschäden (Sonne, Röntgen)
Fagopyrum
— kleine Heimtiere
Cutis compositum
Psorinoheel
Traumeel

Emphysem-Bronchitis
Tartephedreel
Husteel
Drosera-Homaccord
Gripp-Heel
Atropinum compositum
Spascupreel
Droperteel
Aconitum
Convallaria
Grindelia
— als Zwischenmittel
Acidum formicicum
Cuprum aceticum
Galium-Heel
Mucosa compositum

Endokarditis
Belladonna-Homaccord
Cactus compositum
— Rind
Cactus compositum
Convallaria
Naja tripudians
— Hund
Arsenicum album
Aurum

Endometritis (s.a. Metritis)
Mucosa compositum
Lachesis compositum
Metro-Adnex-Injeel
Gynäcoheel
Lamioflur
Ovarium compositum
Pulsatilla compositum
— Rind
Lachesis compositum
Belladonna
Echinacea
Sabina
Secale

Veratrum
— chronisch
Hormeel
Metro-Adnex-Injeel
Lamioflur
Aletris farinosa
Aristolochia clematitis
Chamomilla
Pulsatilla
Sabina
Sepia
— blutend, ulzerierend
Phosphorus
— septisch, gangränös
Echinacea compositum
Lachesis compositum
Acidum carbolicum
Argentum nitricum
Balsamum copaivae
Calcium sulfuricum
Kreosotum
Santalum album
— trocken, zäh
Helonias dioica
Hydrastis
Kalium bichromatum
Naphthalinum

Enteritis
Veratrum-Homaccord
Nux vomica-Homaccord
Mucosa compositum
Carbo vegetabilis
Podophyllum
— Rind, akut
Aconitum
Arsenicum album
Colocynthis
Croton tiglium
Mercurius sublimatus corrosivus
— Katze
Pulsatilla

— kleine Heimtiere
Mucosa compositum
— chronisch
Mucosa compositum
Nux vomica-Homaccord
zusätzlich Silicea
— besonders nachts
Arsenicum album
— mit Erosionen am After
Mercurius solubilis Hahnemanni
— Hydrantenstuhl
Podophyllum
— vergeblicher Stuhldrang
Mercurius solubilis Hahnemanni

Entzündungen
Traumeel
Echinacea compositum
Aconitum-Homaccord
Arsenicum album
Hepar sulfuris
Mercurius solubilisHahnemanni
— Rind
Baryium carbonicum
Belladonna
Hepar sulfuris
Phytolacca
Pulsatilla
— lokalisiert
Belladonna-Homaccord
— Generalisierungsneigung
Echinacea compositum
Arnica-Heel
Traumeel
— serös
Gripp-Heel
Bryaconeel
Traumeel
Mucosa compositum
— Ohrspeicheldrüse, besonders
Hund
Arsenicum album

    Mercurius solubilis Hahnemanni
    Pulsatilla
— Schleimhäute
    Mucosa compositum
— Innenohr
    Pulsatilla
— Gallenwege
    Berberis-Homaccord
    Chelidonium-Homaccord
— Urogenitaltrakt
    Cantharis compositum
    Solidago compositum
    Berberis-Homaccord
— Vaginalschleimhaut
    Lamioflur
    Mucosa compositum
    Traumeel
— Körperöffnungen
    Graphites-Homaccord
    Lamioflur
    Traumeel
— Extremitäten
    Traumeel
— 1. Stadium
    Aconitum
    Belladonna
    Ferrum phosphoricum
    Glonoinum
— 2. Stadium
    Apis
    Cantharis
    Helleborus
    Rhus toxicodendron
    Urtica
— 3. Stadium
    Bryonia
— 4. Stadium
    Baptisia
    Crotalus horridus
    Lachesis
    Phosphor
    Vipera berus

— Eiterungsprozeß
    Hepar sulfuris
    Mercurius solubilis Hahnemanni

Enzephalitis, als Adjuvans
    Belladonna-Homaccord
    Apis-Homaccord
    Cerebrum compositum
— Rind
    Aconitum
    Belladonna
    Cuprum
    Hyoscyamus
    Stramonium

Enzootische Pneumonie, als Adjuvans
— Kalb
    Engystol
    Gripp-Heel
    Aconitum
    Ammonium causticum
    Arsenicum album
    Bryonia
    Drosera
    Lobelia inflata
    Phosphorus
    Rhus toxicodendron

Eosinophile Myositis
    Gelsemium-Homaccord
    Neuralgo-Rheum-Injeel
    Nux vomica
    Traumeel

Epileptische Zustände
    Cerebrum compositum
    Spascupreel
    Thalamus compositum
— Hund
    Apisinum
    Belladonna

Cuprum
Oenanthe
Opium
Silicea
Stramonium
Sulfur
Zincum

Epistaxis (s.a. Nasenbluten)
— Pferd
Arnica
Phosphor-Homaccord
Cinnamomum-Homaccord
Equisetum arvense
— Rind
Ammonium carbonicum
Arnica
Belladonna
— Hund
Arnica
Hamamelis

Epulis
Para-Benzochinon
— Hund
Calcium fluoratum
Hekla Lava
Symphytum
Thuja
— Katze, weich
Thuja
— derb
Symphytum
— hart
Calcium fluoratum

Erbrechen
Vomitusheel
Nux vomica-Homaccord
Apomorphinum hydrochloricum
Arsenicum album
Chelidonium

Ipecacuanha
Kreosotum
Phosphor
Pulsatilla
— chronisch
Calcium carbonicum
Lycopodium
Mercurius
Natrium muriaticum
Nux vomica
Silicea
Sulfur
Thuja
— bei Hund und Katze
Ipecacuanha
Nux vomica
Pulsatilla
Veratrum
— bei Gehirnerschütterung
Arnica
Hypericum
— bei Magenkatarrh
Ipecacuanha
— bei Gelbsucht
Natrium sulfuricum
— mit unverdautem Futter
Kreosotum
— morgendliches
Bryonia
— beim Aufstehen
Cocculus-Homaccord

Erkältungskrankheiten
Gripp-Heel
Engystol
Echinacea compositum
Aconitum-Homaccord
Belladonna-Homaccord
Dulcamara-Homaccord
— mit Erbrechen und Durchfall
Mucosa compositum
Veratrum-Homaccord

Nux vomica-Homaccord
— mit Nieren-Blasen-Affektionen
Atropinum compositum
Berberis-Homaccord
Equisetum arvense
Mucosa compositum
Spascupreel

Erregungszustände
Valerianaheel
Arnica montana

Erschöpfungszustände
China-Homaccord
Ginseng compositum
Arnica montana
Arsenicum album
Procainum compositum
Ovarium compositum
Testis compositum

Erysipel
Belladonna-Homaccord
— Rotlauf, Adjuvans
Echinacea compositum

Euterentzündung s. Mastitis

Eutererkrankungen
Echinacea compositum
Traumeel
— chronische
Echinacea compositum
Phosphor-Homaccord

Euterpocken (s.a. Warzen)
Engystol

Euterverletzungen
— Rind
Traumeel

Exanthem
Echinacea compositum
Cutis compositum
Belladonna-Homaccord
Sulfur
Traumeel

Expektoration, mangelnde
Tartephedreel
Droperteel
Mucosa compositum
— zur Umstimmung
Acidum formicicum

Exostosen
Osteoheel
Hekla Lava

Fahrkrankheit s. Reisekrankheit

Fallsucht der Vögel
Cerebrum compositum
Cralonin

Farbabweichungen, Haarkleid, Hund
Cerebrum compositum

Federfressen
Cerebrum compositum
Cutis compositum
Traumeel
Molybdän compositum

Ferkelgrippe
Engystol
Echinacea compositum

FeLV-positive Katzen, palliativ
Engystol
Coenzyme compositum

Ubichinon compositum
Galium-Heel

Fermentstörungen
Coenzyme compositum
Ubichinon compositum
Glyoxal compositum

Fertilitätsstörungen
Ovarium compositum
Hormeel
Gynäcoheel

Festliegen, Rind
— nach der Geburt
Opium
Stramonium
— Hinterhandschwäche
Conium
Plumbum
— keine Aufstehversuche
Argentum nitricum
Aurum
Natrium muriaticum
— gestörter Appetit
Ailanthus glandulosa
— Leberschutz
Carduus compositum
Chelidonium-Homaccord
Hepar compositum
Flor de Piedra
— spastische Parese
Nux vomica-Homaccord
— atonische Obstipation
Calcium carbonicum
Graphites
— spastische Parese
Lathyrus sativus
Nux vomica
— tonisch-klonische Krämpfe
Cuprum metallicum
— Überanstrengung, ruhiges

Verhalten
Arnica
— Überanstrengung, unruhiges
Verhalten
Rhus toxicodendron
— warme Körperoberfläche
Belladonna
Hyoscyamus
Stramonium
— Eihautwassersucht
China
— Durchnässung
Dulcamara

Fettsucht
— Katze
Thyreoidea compositum

Fibrome
Galium-Heel
Lymphomyosot
— Hund
Calcium fluoratum
Conium
Phytolacca

Fieber
— zur Anregung der körpereigenen
Abwehrkräfte
Echinacea compositum
Engystol
Gripp-Heel
Traumeel
Aconitum-Homaccord
Lachesis
— Kleintiere
Belladonna-Homaccord
Entzündungstropfen (Cosmochema)
Aconitum
Belladonna
Lachesis

Ferrum phosphoricum
— zur Herz-Kreislaufstützung
Cactus compositum

Fisteleiterungen
Cruroheel
Echinacea compositum
Silicea
Traumeel
Hepar sulfuris
Calcium carbonicum
Calcium sulfuricum

Fissura ani
Paeonia-Heel
— Hund
Acidum nitricum

Fluor albus
Gynäcoheel
Hormeel
Lamioflur
Mucosa compositum
Traumeel

Foetor ex ore
— Hund
Acidum nitricum
Carbo vegetabilis
Mercurius sublimatus corrosivus
Nux vomica-Homaccord

Follikelzysten
Ovarium compositum
Hormeel

Frakturen
— zur konservativen Unterstützung
Traumeel
Arnica
Calcium carbonicum
Calcium phosphoricum

Cruroheel
Osteoheel
Silicea
Symphytum
— zur schnelleren Kallusbildung
Osteoheel
Symphytum
Calcium carbonicum
— Hund
Calcium phosphoricum
Plumbum
Ruta
Symphytum
— Knochenauftreibungen, nach Fraktur
Hekla Lava
Conium

Fremdkörper, zur medikamentösen Behandlung nach Operationen
Traumeel

Freßlust, mangelhafte
Arsuraneel
Hepar compositum
Hepeel
Nux vomica

Fruchtbarkeitsstörungen
Hormeel
Ovarium compositum
Lachesis
Pulsatilla
Sepia

Furunkel
Belladonna-Homaccord
Echinacea compositum
Traumeel
Hepar sulfuris
Lachesis
Naja tripudians

Mercurius-Heel
Myristica sebifera
Graphites-Homaccord
— Hund
Aristolochia
Hepar sulfuris
Mezereum
Rhus toxicodendron
— beim alten Hund
Kalium bromatum

Futterintoxikationen
Nux vomica-Homaccord
Chelidonium-Homaccord
— Diarrhö
Veratrum-Homaccord
Arsenicum album
Camphora
China
Chininum arsenicosum
Tabacum
— Rind auch:
Curare
Conium
Gelsemium
Lathyrus sativus
Plumbum metallicum

Gabelstich
Staphisagria
Traumeel
Ledum palustre
Bellis perennis
Hypericum

Gallen s. Gelenksgallen

Gallenkolik s. Kolik

Gallenstauungen
Berberis-Homaccord

Gallenstörungen
Carduus compositum (Hepeel)
Chelidonium-Homaccord
Hepar compositum
Nux vomica-Homaccord

Gastritis
Gastricumeel
Nux vomica-Homaccord
Mucosa compositum
Diarrheel
— Katze
Nux vomica
Pulsatilla
— nach verdorbenem Futter
Arsenicum album
— chronisch
Carbo vegetabilis
Nux vomica
— mit wechselndem Appetit
Ferrum metallicum

Gastroenteritis (s. a. Verdauungsstörungen u. Diarrhö)
Nux vomica-Homaccord
Veratrum-Homaccord
Mucosa compositum
Gastricumeel
Duodenoheel
Diarrheel
Arsenicum album
Chelidonium
Colocynthis
Echinacea compositum
Ipecacuanha
Sabina
— blutiger Durchfall
Lachesis
Nux vomica-Homaccord
Veratrum-Homaccord
— Spasmen
Spascupreel

Gebiß
— Hund, zur Kräftigung
Calcoheel
Osteoheel
Calcium carbonicum
Calcium fluoratum
Calcium phosphoricum

Geburtseinleitung
Caulophyllum

Geburtsstörungen
Pulsatilla
— zur Erweichung und Erweiterung der Geburtswege
Caulophyllum
Pulsatilla
— Nachgeburt
Lachesis compositum

Gehirnerschütterung s. Commotio cerebri

Gehirnfunktionsstörungen
Cerebrum compositum
Thalamus compositum

Gehörgangsentzündung s. Otitis externa

Gelbsucht
Echinacea compositum
— Hund und Katze
Chelidonium-Homaccord
Hepar compositum
Natrium sulfuricum
Taraxacum

Gelenkaffektionen
Traumeel
Zeel
Kalmia compositum
Bryonia
Colocynthis
— bes. Wirbelsäule
Discus compositum

Gelenkentzündung
Traumeel
Kalmia compositum
Zeel
Osteoheel
— (evtl. auch zu oder nach einer Cortisonbehandlung)
Echinacea compositum
Engystol
Traumeel
— rheumatische, Hund
Ranunculus-Homaccord

Gelenkrheumatismus
Traumeel und Zeel (Mischspritze)
Lithiumeel
Osteoheel
Bryonia
Rhododendron
Dulcamara-Homaccord

Gelenksgallen
Traumeel
Arnica-Heel
Bryonia

Gerstenkorn
— Hund
Hepar sulfuris
Staphisagria

Geruch aus dem Maul s. Foetor ex ore

Geschwulst s. Tumor

Gingivitis
Belladonna-Homaccord
Traumeel
Echinacea compositum
Mucosa compositum
— Hund
Chamomilla
Calcium carbonicum
— Katze
Arnica
Borax
Calendula
Kreosotum
Mercurius solubilis Hahnemanni

Glaukom
— Hund
Belladonna-Homaccord
Euphrasia
Calcium fluoratum
Magnesium carbonicum
Phosphor
— Katze
Belladonna
Calcium fluoratum
Natrium muriaticum
Phosphor
Silicea

Gleichgewichtsstörrungen
Vertigoheel
Cerebrum compositum

Gliederzittern
— Hund
Gelsemium
Kalium phosphoricum
Magnesium phosphoricum

Glomerulonephritis
Apis-Homaccord
Belladonna-Homaccord
Berberis-Homaccord
Albumoheel
Reneel

Gonitis (s. a. Gelenkentzündung)
Traumeel
— Rind
Arnica
Bryonia
Rhus toxicodendron
Symphytum

Grippaler Infekt
Gripp-Heel
Engystol
Echinacea compositum
Euphorbium compositum
Eupatorium perfoliatum
— Ferkel
Echinacea compositum
Engystol
— Rinder
Echinacea compositum
Engystol

Grüner Star s. Glaukom

Haarausfall
Cutis compositum
Coenzyme compositum
Cerebrum compositum
Graphites-Homaccord
Hautfunktionstropfen (Cosmochema)
— Hund auch:
Hepar compositum
Lycopodium
Hormeel
Ovarium compositum

Testis compositum
Sulfur
Thallium aceticum
— Katze
Acidum phosphoricum
— hormonell bedingt
Gynäcoheel
Hormeel
Lachesis
Sepia
— nach der Geburt
Gynäcoheel
Hormeel
Sepia
— nach schwerer Krankheit
China-Homaccord
Ferrum metallicum
— bei trockener, rissiger Haut
Graphites-Homaccord
— mit Juckreiz
Psorinoheel
— bei älteren Tieren mit mangelnder Drüsenfunktion
Ovarium compositum
Testis compositum
— bei Verabreichung von Dosenfutter
Natrium muriaticum
— der Barthaare
Kalium phosphoricum
— am Widerrist
Lycopodium
Salycylspiritus
— besonders der Unterwolle
Silicea
— bei kleinen Heimtieren
Hautfunktionstropfen (Cosmochema)

Haarbruch
Cerebrum compositum
Hautfunktionstropfen (Cosmochema)
Hepar compositum
Lycopodium
Nux vomica
Sulfur
Arsenicum album

Haarverfilzung
— Hund
Acidum fluoricum
Psorinoheel
Sulfur
— Katze
Calcium fluoratum

Haarwechselstörungen
Cerebrum compositum
Cutis compositum

Hämatom s. Bluterguß

Hämaturie
Reneel
Solidago compositum

Hämolytische Prozesse
Lachesis

Harninkontinenz s. Incontinentia urinae

Harnabsatzstörungen
Sabal-Homaccord
Populus compositum
Solidago compositum

Harnsteine
— im akuten Anfall
Cantharis compositum
Berberis-Homaccord
Sabal-Homaccord

— Harnabsatzstörungen
Populus compositum
Sabal-Homaccord
Lycopodium
Magnesium carbonicum
Rubia tinctorum
Equisetum hiemale
Reneel

Harnverhaltung, Hund und Pferd
Petroselinum
Sabal-Homaccord

Harnwegserkrankungen
Cantharis compositum
Solidago compositum
Reneel
Albumoheel
Berberis-Homaccord
Populus compositum
Lycopodium

Hautabschürfungen
Traumeel Salbe
— Katze
Hypericum

Hautabsonderungen, ätzend
Lamioflur

Hauteffloreszenzen
Cutis compositum

Hauterkrankungen, allergische
Basis (s.a. Allergien)
Apis-Homaccord
Engystol
Traumeel
Cutis compositum
— Hund
Splen suis-Injeel

Hauterkrankungen, verschiedener Genese (s.a. Dermatosen, Ekzeme)
Cutis compositum
Traumeel
Coenzyme compositum
Echinacea compositum
Engystol
Arsenicum album
Phosphor
Psorinoheel
Sulfur
Hautfunktionstropfen (Cosmochema)
Thalamus compositum
Thyreoidea compositum
Ubichinon compositum
Cerebrum compositum
— chronisch
Graphites-Homaccord
Phosphor-Homaccord
Psorinoheel
Schwef-Heel
Sulfur-Heel
— mit Suppurationen
Echinacea compositum
Traumeel
— zur allgemeinen Umstimmung
Echinacea compositum
Engystol
— hormonell bedingt
Ovarium compositum
Testis compositum

Heimweh
— Hund
Ignatia

Hepatitis, Hepatopathien s. Leber ...

Herzarrhythmien, Hund
    Cactus compositum
    Cralonin

Herzinsuffizienz
    Cactus compositum
    Cralonin
    Crataegus
    Aurumheel
    Digitalis
    Strophanthus

Herzklappenfehler
— Katze
    Convallaria

Herzklopfen, stürmisch
    Acidum hydrocyanicum

Herz- und Kreislaufstörungen (s.a. Durchblutungsstörungen)
    Cactus compositum
    Cralonin
    Aurumheel
    Circulo-Injeel
    Cor compositum
    Strophanthus compositum
    Aconitum
    Barium carbonicum
    Convallaria
    Crataegus
    Digitalis
    Kalium carbonicum
    Kalmia
    Phosphorus
    Prunus laurocerasus
— nach Unfällen
    Cactus compositum
    Cralonin
— Hund
    Cactus compositum
    Crataegus

— bei Kollaps
    Arnica
    Camphora
    Rhus toxicodendron
    Veratrum

Herzstützung, bei Infektionen, Operationen
    Cactus compositum
    Cralonin
    Angio-Injeel

Hinterhandlähmung, nach Bissen bei kleinen Heimtieren
    Hypericum
    Traumeel

Hirnblutung
— Katze
    Arnica
    Belladonna

Hitzschlag
    Belladonna-Homaccord
    Veratrum-Homaccord
— Hund
    Aconitum
    Gelsemium
    Glonoinum
    Natrium carbonicum
— Rind
    Natrium chloratum
    Sulfur

Hodenekzem
— Hund
    Croton tiglium
    Rhus toxicodendron

Hodenentzündung
    Traumeel
    Belladonna-Homaccord

— Hund
  Arnica
  Pulsatilla
  Spongia
— chronisch
  Calcium jodatum
  Conium
  Thuja
— eitrig, rechts
  Clematis
— links
  Rhododendron

Hodenverhärtung
— Hund
  Conium
  Thuja

Hordeolum
  Staphisagria
  Hepar sulfuris
  Traumeel

Hormonelle Störungen
  Hormeel
  Ovarium compositum
  Metro-Adnex-Injeel
  Testis compositum

Hornhautentzündung s. Keratitis

Hornhautveränderungen
— Hund
  Euphrasia
  Kalium bichromicum
  Mercurius sublimatus corrosivus
— Katze
  Calcium carbonicum
  Causticum
  Phosphor
— rote Äderchen
  Aurum

— bleibende Flecken und Narben
  Calcium carbonicum
  Conium

Hufe, weich bzw. ausgerissene Ränder
  Kieselsäuretabletten (Cosmochema)

Hufrehe
  Apis-Homaccord
  Belladonna-Homaccord
  Nux vomica-Homaccord
  Arnica-Heel
  Traumeel
  Ginkgo
  Spascupreel
  Silicea
  Calcium fluoratum

Hüftgelenksdysplasie, Hund
  Zeel
  Traumeel
  Graphites-Homaccord
  Calcium carbonicum-Injeel
  Lithiumeel
  Kalmia compositum
  Osteoheel
  Placenta compositum
  Coenzyme compositum

Husten
  Husteel
  Drosera-Homaccord
  Tartephedreel
  (auch diese 3 kombiniert)
  Cuprum
  Bryonia
  Dulcamara-Homaccord
  Droperteel
  Aconitum

Phosphor
Cicuta virosa
— Heustaub
Acidum formicicum
Husteel
— trocken, quälend (Rechtsinsuffizienz)
Laurocerasus
— Rind
Drosera-Homaccord

Hyperkeratose
— Kalb
Acidum nitricum
Bacillinum
Graphites
Hydrocotyle asiatica
Kalium arsenicosum
Kalium jodatum
Lycopodium

Hypernervosität
— Schäferhund
Cerebrum compositum

Hypersexualität (s.a. Nymphomanie)
Testis compositum
Agnus castus
Hormeel
Cantharis
Gelsemium
Hyoscyamus
— Hund
Agnus castus
Gelsemium
Murex
Origanum
Platinum
Ustilago
Tarantula cubensis

Hypokalzämie, als Adjuvans
Belladonna
Cicuta virosa
Magnesium phosphoricum
Stramonium

Hypoplasie der Ovarien
Ovarium compositum

Hypöstrie, Rind
Ovarium compositum
Hormeel
Aristolochia clematitis
Calcium carbonicum
Phosphor

Hysterische Berührungsangst bei Neuritiden und Dackellähme
Oleum jecoris

Ikterus s. Gelbsucht

Impfreaktionen
Engystol
Traumeel
Silicea
Sulfur
Thuja
— Katze
Thuja

Immunstimulierung
Engystol
Echinacea compositum

Incontinentia urinae
Causticum compositum
Reneel
Calcium carbonicum
Sabal-Homaccord
Solidago compositum

Indigestion s. **Verdauungsstörungen**

Induration des Euters
Conium
Mercurius solubilis Hahnemanni

Infekte
Engystol
— grippale
Echinacea compositum
Engystol
Gripp-Heel
— katarrhalisch
Echinacea compositum
Gripp-Heel
— Pferd
Echinacea compositum
Lachesis
— mit Kollapsneigung
Veratrum-Homaccord

Infektiöse Bovine Rhinotracheitis, als Adjuvans
— Rind
Echinacea compositum
Engystol
Aconitum
Antimonium sulfuratum aurantiacum
Argentum nitricum
Arsenicum album
Arsenicum jodatum
Belladonna
Drosera
Euphrasia
Kalium bichromicum
Mercurius sublimatus corrosivus

Infektiöse Keratitis
— Kalb
Acidum nitricum
Aconitum
Argentum nitricum
Calendula
Cinearia
Cuprum
Hypericum
Kalium jodatum
Silicea

Infektiöse pustulöse Vulvovaginitis
— Acidum nitricum
Cantharis
Hydrastis
Mercurius sublimatus corrosivus

Insektenstiche
Apis-Homaccord
Traumeel
Ledum
Lymphomyosot
— Katze
Apis

Insuffizienz, Herz
Cactus compositum

Interdigitalabszeß
Echinacea compositum
Traumeel
Cutis compositum

Intertrigo
Cutis compositum
Echinacea compositum
Natrium muriaticum
Traumeel
— besonders im Winter (Hund)
Petroleum

Intoxikationen
Lachesis

— iatrogene
  Nux vomica-Homaccord
— Kleintiere
  Lachesis
— Pferd
  Nux vomica-Homaccord

Juckreiz
  Histamin-Injeel
  Dolichos pruriens
  Hepar sulfuris
  Psorinoheel
  Schwef-Heel
  Sulfur-Heel
  Coenzyme compositum
— Hund
  Arsenicum album
  Kreosotum
  Psorinoheel
  Pulsatilla
  Sulfur
— hormonelle Störung
  Hormeel

Kalkstoffwechselstörungen
  Calcoheel
— Kalb
  Calcium carbonicum
  Calcium phosphoricum
  Symphytum

Kallusbildung, mangelnde
  Symphytum officinale
  Hekla Lava

Kapillarschäden
  Lachesis

Karbunkel
  Traumeel
  Echinacea compositum
  Lachesis
  Naja tribudians

Karies
— Hund
  Kreosotum
  Staphisagria

Katarrhe
  Engystol
  Mucosa compositum
  Arsenicum album
— des Respirationstraktes
  Gripp-Heel
  Tartephedreel
  Bryonia
— Magen-Darm-Trakt
  Nux vomica-Homaccord
  Mucosa compositum
  Chelidonium-Homaccord
  Pulsatilla

Katarrhalfieber, bösartiges
— Rind
  Acidum nitricum
  Aconitum
  Antimonium sulfuratum aurantiacum
  Ferrum phosphoricum
  Kreosotum
  Pyrogenium
  Silicea
  Strychninum

Katzenschnupfen s.a. Rhinitis
  Euphorbium compositum
  Engystol
  Echinacea compositum
  Arsenicum album
  Baptisia
  Belladonna
  Cinnabaris

Hepar sulfuris
Hydrastis
Kalium bichromicum
Lachesis
Luffa
Naso-Heel
— zur Steigerung der körpereigenen Abwehr
Echinacea compositum
Hepar sulfuris
Lachesis
Silicea

Katzenseuche
Belladonna-Homaccord
Veratrum-Homaccord
Gastricumeel
Mucosa compositum
Mercurius corrosivus

Kehlkopfkatarrh
Euphorbium compositum
— Hund
Aconitum
Spongia

Kehlkopfpfeifen der Pferde
Nux vomica-Homaccord

Keloid
Graphites-Homaccord
Silicea

Keratitis
Euphrasia
Oculoheel
— Katze
Calcium carbonicum
Conium
Hepar sulfuris
Mercurius sublimatus corrosivus
— Keratitis superficialis chronica

Coenzyme compositum
Auto-Sanguis-Stufentherapie
Echinacea
Traumeel

Klauenabszesse
— Rind
Traumeel
Echinacea compositum
Aconitum
Belladonna
Hepar sulfuris
Silicea

Klauenrehe (s.a. Hufrehe)
— Rind
Aconitum
Belladonna
Calcium fluoratum
Nux vomica

Knochenbruch s.Frakturen

Knochenauftreibungen nach Fraktur
Conium
Hekla Lava

Knochenfisteln
Cruroheel
Osteoheel

Knochenschmerzen
Symphytum officinale

Knochenveränderungen im Alter
— Katze
Calcium fluoratum
— Hund
Calcium carbonicum
Calcium fluoratum
Phosphorus

Knochenverletzungen
　Ruta
　Symphytum

Kobaltmangel
— Rind
　Molybdän compositum
　Cobaltum nitricum

Kokzidiose, als Adjuvans
— Kalb
　Aconitum
　Arsenicum album
　China
　Ipecacuanha
　Mercurius sublimatus corrosivus
　Veratrum album

Körpereigene Abwehr, Stimulation
　Echinacea compositum
　Engystol

Kolibazillose, als Adjuvans
　Mucosa compositum
　Echinacea compositum
— Kalb
　Aconitum
　Arsenicum album
　Camphora
　Carbo vegetabilis
　China
　Dulcamara
　Escherichia coli-Nosode
　Pulsatilla
　Pyrogenium
　Veratrum album

Kolik
　Atropinum compositum
　Nux vomica-Homaccord
　Chelidonium-Homaccord
　Spascupreel
　Bryonia
　Colocynthis
　Veratrum-Homaccord
— katarrhalisch
　Aconitum
　Belladonna
— spastisch
　Belladonna
　Spascupreel
— toxische Obstipation
　Lachesis
　Nux vomica
— Hund
　Asa foetida
　Colocynthis
　Lycopodium
　Nux vomica
　Veratrum
— kleiner Heimtiere
　Spascupreel
— beim Pferd
　Chelidonium
　Colocynthis
　Nux vomica
— Pferd, Nachbehandlung
　Coenzyme compositum
　Spascupreel
　Nux vomica-Homaccord

Kollapszustände
　Aurumheel
　Carbo compositum
　Veratrum-Homaccord

Kongestionen, zerebrale
　Belladonna-Homaccord

Kongestio pulmonalis
— Rind
　Aconitum
　Ammonium carbonicum

Ammonium causticum
Antimonium arsenicosum
Antimonium tartaricum

Konjunktivitis
Belladonna-Homaccord
Mucosa compositum
Oculoheel
Traumeel
Euphrasia
Cornea suis
Corpus vitreum suis
Oculus totalis suis

Konstitutionsmittel nach dem Arzneimittelbild
Aurum
Calcium carbonicum
Calium phosphoricum
Graphites
Phosphor
Silicea
Sulfur
— Jungtiere
Calcium carbonicum
Calcium fluoratum

Koprostase s. Obstipation

Koronarinsuffizienz
Cactus compositum
Cardiacum-Heel
Cralonin
Kalmia compositum

Krallen
— brüchige
Silicea
Cutis compositum
Graphites-Homaccord
Traumeel
— Hund, Abnormalitäten
Antimonium crudum

Graphites
Silicea
Sulfur
Thuja

Krampfhusten
Atropinum compositum
Drosera-Homaccord
Droperteel

Krampfkolik s. Kolik

Krampfzustände
Atropinum compositum
Spascupreel
Chelidonium-Homaccord

Krämpfigkeit
Aesculus compositum
Ginkgo
Phosphor
— Hund
Silicea

Kratzwunden
Traumeel
— Katze
Echinacea
Lachesis
Pyrogenium

Kreislauferkrankungen
— Schock, Unfall
Arnica
Veratrum

Kreislaufkollaps
Veratrum album
Acidum hydrocyanicum

Kreislaufstörungen
Aesculus compositum

Arnica
Arteria-Heel
Barium carbonicum
Cactus compositum
Circulo-Injeel
Cor compositum
Crataegus
Prunus laurocerasus
Strophanthus
— akute
Campher
Carbo vegetabilis
Cralonin
Veratrum
— nach Unfall, bei Schockgefahr
Traumeel
— Katze
Campher
Carbo vegetabilis
Cralonin
— bei Heimtieren
Cralonin
Carbo vegetabilis
Veratrum

Kropfbildung s. Struma

Kreuzbänderläsion
Cadmium sulfuricum
Manganum aceticum

Kreuzverschlag s. Lumbago

Kropfentzündung (Vögel)
Mucosa compositum

Kuhpocken
Engystol
Antimonium crudum
Kalium bichloratum
Ranunculus bulbosus

Vaccininum
Variolinum

Kupfermangel
— Kalb
Cuprum aceticum
Cuprum arsenicosum

Kupfervergiftung
— Kleintiere
Cuprum aceticum

Labmagenverlagerung
Nux vomica-Homaccord
+ Hepar compositum

Lactatio falsa
Hormeel
Gynäcoheel
Ovarium compositum
Apis mellifica
Asa foetida
Ignatia
Mercurius solubilis
Pulsatilla
Sabadilla
Urtica
— nervale Wirkung
Ypsiloheel
Moschus
Lac caninum
Lac defloratum

Lahmheit
Traumeel
Zeel
Aesculus compositum
Arnica-Heel
— schwache Gelenke
Rhus toxicodendron
— Knochenhaut schmerzhaft
Symphytum

- nur während der ersten Schritte
  Rhododendroneel
- nach längerer Bewegung besser
  Arnica
  Rhus toxicodendron
- rheumatisch
  Arnica
  Neuralgo-Rheum-Injeel
  Rheuma-Heel
- Schulter
  Ferrum-Homaccord
- Großtiere im Bereich Lendenwirbelsäule
  Discus compositum
  Graphites-Homaccord
  Neuralgo-Rheum-Injeel
  Traumeel
  Zeel
- beim Pferd
  Arnica
  Rhododendron
  Rhus toxicodendron

Lähmung
  Traumeel
- Hund, spastisch
  Nux vomica-Homaccord
- schlaffe
  Colocynthis-Homaccord
  Gnaphalium
  Hypericum
  Opium
  Plumbum
  Rhus toxicodendron
  Poliomyelitis-Nosode-Injeel
- durch feuchte Kälte
  Dulcamara-Homaccord
- durch Rheuma
  Neuralgo-Rheum-Injeel
  Rhus toxicodendron-Injeel
- nach Staupe
  Cerebrum compositum

  Gelsemium-Homaccord
- Faszialislähmung
  Causticum
- nach epileptischem Anfall
  Cerebrum compositum
  Curare
- des Blasenschließmuskels
  Causticum compositum
  Hyoscyamus
  Petroselinum

Läufigkeit, schwach
  Hormeel

Läufigkeitsregulierung
  Hormeel
  Gynäcoheel
  Metro-Adnex-Injeel
  Ovarium compositum
  Pulsatilla
  Apis mellifica

Laryngitis
  Phosphor-Homaccord
  Belladonna-Homaccord
  Euphorbium compositum
  Tartephedreel
  Bryonia
- Katze
  Spongia
- Rind
  Aconitum
  Drosera
  Mercurius cyanatus
  Rhus toxicodendron
  Sanguinaria
  Spongia

Leberentzündung, als Adjuvans
- Rind, eitrige
  Lachesis

Phosphorus
Silicea

Leber-Galle-Störungen
Chelidonium-Homaccord
Hepar compositum
Hepeel
Injeel-Chol
Nux vomica-Homaccord

Leberfunktionsanregung
Hepar compositum
Hepeel
Leptandra compositum

Leberfunktionsstörungen
Chelidonium-Homaccord
Carduus compositum
Hepar compositum
Berberis-Homaccord
Hepeel
Natrium sulfuricum
Nux vomica-Homaccord
Flor de Piedra
— chronisch
Lycopodium
Nux vomica
Phosphor
— mit geruchlosem Durchfall
Chelidonium-Homaccord
Coenzyme compositum
Flor de Piedra
Ubichinon compositum
— toxisch-metabolisch
Carduus marianus
— toxisch-nutritiv
Carduus marianus
— Katze
Nux vomica
Phosphor
Lycopodium

Lebervergrößerung, Katze
Carduus compositum

Leberzirrhose
versuchsweise:
Hepar compositum
Chelidonium-Homaccord
Galium-Heel
Lymphomyosot
Psorinoheel
Engystol
Traumeel
— Katze
Carduus compositum

Lederohr
— Hund
Calcium fluoratum
Silicea

Leptospirose, als Adjuvans
— Rind
Aconitum
Berberis vulgaris
Crotalus horridus
Ipecacuanha
Phosphorus
— Kalb
Aconitum
Berberis vulgaris
Crotalus horridus
Lycopodium
Phosphorus

Leistungsabfall, Herz
Cactus compositum
Cralonin

Leukose, Katze s. FeLV

Lidbindehautentzündung s. Konjunktivitis

Liegeschwielen s. Tylome

Limax
— Rind
   Calcium fluoratum
   Natrium chloratum
   Silicea

Lippengeschwüre
   Echinacea compositum
   Engystol
   Traumeel
   Calcium fluoratum
   Silicea

Luftsackerkrankung
   Euphorbium compositum
   Mucosa compositum
— Vereiterung
   Ammonium jodatum

Lumbago
   Berberis-Homaccord
   Colocynthis-Homaccord
   Spascupreel
   Ginseng compositum
   Traumeel

Lungenabszeß, als Adjuvans
— Rind
   Carbo vegetabilis
   Hepar sulfuris
   Silicea

Lungenblutungen, als Adjuvans
— Rind
   Aconitum
   Arnica
   Melilotus
   Millefolium
   Phosphor

Lungenemphysem s.a. Emphysem
— Rind
   Ammonium carbonicum
   Antimonium arsenicosum
   Arsenicum album
   Drosera
   Bryonia
   Lobelia inflata
— Pferd
   Acidum formicicum

Lungenentzündung s. Pneumonie

Lungenödem, als Adjuvans
   Apis-Homaccord
   Veratrum-Homaccord
   Carbo vegetabilis
— Rind
   Ammonium carbonicum
   Ammonium causticum
   Antimonium arsenicosum
   Antimonium sulfuratum aurantiacum
   Apis mellifica

Lungenwurmkrankheit, als Adjuvans
— Kalb
   Ammonium carbonicum
   Antimonium arsenicosum
   Antimonium tartaricum
   Apis mellifica
   Arsenicum album
   Arsenicum jodatum
   Bryonia

Luxationen
   Traumeel
   Rhus toxicodendron
   Ruta

— Hund
  Chamomilla
  Rhus toxicodendron
  Ruta graveolens
— Katze
  Arnica-Heel

Lymphangitis
  Belladonna-Homaccord
  Lymphomyosot

Lymphknotenschwellung im Kopfbereich
  Galium-Heel
  Gripp-Heel
  Lymphomyosot

Magen-Darm-Leberstörungen
  Nux vomica-Homaccord
  Chelidonium-Homaccord

Magen-Darmträgheit, Regulierung der –
  Nux vomica-Homaccord

Magenfunktion, normalisierend
  Gastricumeel

Magenkatarrh s. Gastritis

Mangelhafte Freßlust s. Appetitlosigkeit

Mandelabszeß
— Hund
  Hepar sulfuris
  Sulfur jodatum

Mangelerscheinungen
(Spurenelemente)
  Molybdän compositum

**Mammatumor, Hündin
(s.a. Tumor)**
  Para-Benzochinon
  Galium-Heel
  Coenzyme compositum
  Ubichinon compositum
  Glyoxal compositum
  Viscum compositum
  Lymphomyosot
  Carcinominum compositum
  Carcinoma mammae-Injeel
  Colchicum compositum
  cAMP

Mastdarmvorfall
— Katze
  Arnica
  Hypericum

Mastitis (s.a. Milchdrüse)
  Traumeel
  Lachesis compositum
  Aconitum
  Belladonna-Homaccord
  Bryonia
  Echinacea compositum
  Hepar sulfuris
  Myristica sebifera
  Phosphor-Homaccord
  Phellandrium
  Phytolacca
  Pulsatilla
  Traumeel Salbe
— im Initialstadium
  Aconitum
— Durst sowie Bewegungsunlust bei erhaltenem Appetit
  Bryonia
  Phytolacca
— Störungen des Allgemeinbefindens

Echinacea compositum
Lachesis
— katarrhalisch
Aconitum
Phellandrium
Phytolacca
— subklinische
Traumeel
— Hund
Apis mellifica
Belladonna
— Katze
Apis
Belladonna
Lachesis

Meningitis-Enzephalitis, als Adjuvans (s.a. Enzephalitis)
Belladonna-Homaccord
Cerebrum compositum
— Rind, als Adjuvans
Aconitum
Apis mellifica
Belladonna
Cicuta virosa
Zincum metallicum

Meteorismus
Nux vomica-Homaccord
Chelidonium-Homaccord
Gastricumeel
Dulcamara-Homaccord
Lycopodium
— Rind
Antimonium crudum
Apis mellifica
Carbo vegetabilis
Colchicum

Metritis (s.a. Endometritis)
Echinacea compositum
Mucosa compositum

Hormeel
Sabina
— akut
Belladonna-Homaccord
Echinacea
Lachesis
Metro-Adnex-Injeel
— chronisch
Apis-Homaccord
Arnica-Heel
Gynäcoheel
Lilium tigrinum
Metro-Adnex-Injeel
Pulsatilla
Sepia

Milchmangel
— Hund
Urtica urens

Milchdrüse
— mangelhafte Entwicklung
Phytolacca
— mangelhafte Laktation
Asa foetida
Phytolacca
— Tröpfeln der Milch
Chamomilla
Camphora
— Hochziehen der Milch
Phytolacca
— Blutmelken
Ipecacuanha
Lachesis
— erhöhte Zellzahl
Phosphor-Homaccord
Echinacea compositum
Hepar compositum
Mucosa compositum
Traumeel
Lachesis
Sulfur

Mineralstoffwechselstörungen
  Molybdän compositum
  Calcoheel

Mittelohrentzündung s. Otitis media

MMA-Komplex
  Lachesis compositum
  Bryonia
  Echinacea angustifolia
  Lachesis
  Pulsatilla
  Pyrogenium
  Sabina

Mondblindheit s. Periodische Augenentzündung

Mundgeruch s. Foetor ex ore

Mundschleimhautentzündung s. Stomatitis

Mundwinkelrhagaden
  — Hund
    Condurango
    Graphites
    Petroleum

Muskelatrophie nach Fraktur
  Plumbum metallicum
  Aesculus compositum

Muskelatrophie
  — Kalb
    Conium
    Cuprum
    Curare

Muskelkater
  — Hund
    Rhus toxicodendron
    Aesculus compositum

Muskelrheumatismus (s.a. Rheumatischer Formenkreis)
  Traumeel
  Neuralgo-Rheum-Injeel
  Aconitum
  Belladonna
  Bryonia
  Colocynthis
  Dulcamara
  — Hund
    Belladonna
    Cimicifuga
    Ranunculus bulbosus
    Traumeel
  — im Nacken
    Gelsemium-Homaccord
    Bryonia
    Lachnanthes tinctoria
    Phosphorus
    Rhus toxicodendron
  — Rücken
    Acidum formicicum
    Bryonia
    Rhus toxicodendron

Muskelschmerzen
  Ledum

Muskelschwäche
  Arnica-Heel
  Aesculus compositum

Muskelverletzungen
  Traumeel
  Arnica

Mykosen, interne Therapie, als
Adjuvans
  Hepeel
  Natrium-Homaccord
  Psorinoheel
  Sulfur-Heel
— beim Hund
  Arsenicum album
  Calcium carbonicum
  Lycopodium
  Natrium-Homaccord
  Psorinoheel
  Sulfur

Myokarditis
  Cactus compositum
  Cralonin
  Cor compositum
  Kalmia compositum
— Rind
  Digitalis
  Crataegus
  Strophanthus
  Echinacea

Myoklonie
— Hund
  Phosphorus
— nach Staupe
  Agaricus
  Phosphorus
— linksseitig
  Cuprum
  Tarantula
— rechtsseitig
  Arsenicum
  Causticum
— unklarer Genese
  Calcium phosphoricum
  Kalium phosphoricum
  Magnesium phosphoricum

Nabelentzündung
  Traumeel
  Echinacea compositum
— Kalb
  Aconitum
  Acidum benzoicum
  Bryonia
  Ledum
  Ruta
  Streptococcus-Nosode

Nabelwildwuchs
  Staphisagria

Nachgeburtsverhaltung
  Lachesis compositum
  Sabina

Narbeneiterungen
— Hund
  Acidum fluoricum
  Silicea
  Staphisagria

Narbenkontraktion
— Hund
  Acidum fluoricum
  Calendula-Salbe
  Graphites
  Silicea

Narbengewebe, zum Abbau
  Graphites
  Silicea

Nasenausfluß
  Euphorbium compositum
  Naso-Heel
— Hund, akut
  Euphrasia
  Pulsatilla
— dick gelb, fadenziehend

    Hydrastis canadensis
— wäßrig
    Cinnabaris
    Hepar sulfuris
    Lachesis
    Natrium muriaticum
— chronisch
    Cinnabaris
    Kalium bichromicum

Nasenbluten (s. a. Epistaxis)

Nasenspiegel
— Hund, trocken, rissig
    Natrium muriaticum
— bei älteren Tieren
    Sepia
— borkig, trocken
    Graphites
— juckend
    Antimonium crudum

Nässeschäden (auch nach Weidegang)
    Dulcamara-Homaccord
    Rhododendron
    Rhus toxicodendron

Nausea s. Reisekrankheit

Nebenhöhlenaffektionen
    Euphorbium compositum
    Echinacea compositum
    Engystol
    Sinusitis-Nosode
    Traumeel

Nekrosen
    Traumeel
    Acidum fluoricum
    Acidum nitricum
    Kreosotum

    Pyrogenium
    Sempervivum tectorum
    Tarantula

Nephritis (s.a. Nieren)
    Apis-Homaccord
    Belladonna-Homaccord
    Solidago compositum
    Berberis-Homaccord
    Cantharis compositum
    Reneel
    Acidum nitricum
    Arsenicum album
    Sabina
    Lachesis
    Lycopodium
— Rind, akut
    Aconitum
    Apis mellifica
    Arsenicum album
    Berberis vulgaris
    Terebinthina
    Uva ursi
— Hund
    Aconitum
    Apis
    Cantharis
— Katze
    Apis
    Arsenicum album
    Mercurius solubilis Hahnemanni
    Opium
    Sulfur
— Kleintiere
    Lespedeza sieboldi
— mit blutigem Urin
    Cinnamomum
    Hamamelis
— allgemeine Nachbehandlung
    Arsenicum album
    China
— subakut

Arsenicum album
— chronisch
Mercurius solubilis
— mit massiver Eiweißausscheidung
Albumoheel
Arsenicum album
— mit Schmerzen
Berberis-Homaccord
Plantago-Homaccord
Spascupreel
Albumoheel

Nephrose (s.a. Nieren)
Berberis-Homaccord
Solidago compositum
Albumoheel
Arsenicum album
Cantharis compositum
Lespedeza sieboldii

Nerven, Quetschung der-
Hypericum
Arnica
— Lähmung
Plumbum
— Festliegen nach Geburt
Hypericum

Nervenschäden, Vögel
Traumeel

Nervenverletzung
Hypericum

Nervosität
— Pferd
Phosphor-Homaccord
Stramonium
Valerianaheel
— Hund
Hyoscyamus-Injeel forte

Neubildung am Penis
— Hund
Acidum nitricum
Thuja

Neuralgien
Gelsemium-Homaccord
— Hund
Aconitum
Belladonna
Nux vomica
— nach Traumen
Hypericum perforatum

Neurosen
Phosphor-Homaccord

Nieren (s.a. Nephritis, Nephrosen, Harnwegserkrankungen)

Nierenabszeß
— Rind
Hepar sulfuris
Silicea

Nierenbeckenentzündung s. Pyelonephritis

Nieren-Blasenaffektionen
Albumoheel
Berberis-Homaccord
Cantharis compositum
Reneel
Solidago compositum
Plantago-Homaccord

Nieren- und Blasenkatarrh
Atropinum compositum
Berberis-Homaccord

Nieren-Blasenblutung
Traumeel
Cinnamomum-Homaccord

Nierenentzündung s. Nephritis

Nierenfunktions- und Exkretionsstörungen s. Harnabsatzstörungen

Nierenkolik
Atropinum compositum
Berberis-Homaccord
Reneel

Nierensteine (s.a. Harnsteine)
Berberis-Homaccord
Solidago compositum
— speziell Phosphatsteine
Berberis-Homaccord
Calcium carbonicum

Nymphomanie (s.a. Hypersexualität)
Hormeel
Agnus castus
Bufo
Barium carbonicum
Cantharis
Natrium muriaticum
Platinum metallicum
Tarantula cubensis

Obstipation (s.a. Verstopfung)
Nux vomica-Homaccord
Plumbum
— Verdacht auf Darmatonie
Natrium-Homaccord
— mit Spasmen
Atropinum compositum
Nux vomica-Homaccord
— Pferd

Nux vomica
Plumbum aceticum
— atonische, Stute
Alumina
Graphites
— Katze
Bryonia
Calcium carbonicum
Graphites
Nux vomica
— kleiner Heimtiere
Carbo vegetabilis
Nux vomica-Homaccord

Ödeme
Traumeel
Apis-Homaccord
Cactus compositum
Apocynum
— posttraumatisch
Traumeel

Ödemkrankheit d. Schweine
Nux vomica-Homaccord
Veratrum-Homaccord
Apis-Homaccord
Cactus compositum

Ohrenschmerzen
Arnica-Heel
Belladonna-Homaccord
Traumeel

Ohrrandgeschwüre
— Katze
Hypericum perforatum
Silicea

Omphalophlebitis
Belladonna-Homaccord
Traumeel

Onanie, Hund
  Bufo rana
  Staphisagria

Operation, Nachbehandlung
  Traumeel
  Hypericum
— Blähungen
  Carbo vegetabilis
— Erbrechen des Futters
  Ferrum metallicum
— Darmlähmung und Verstopfung
  Staphisagria
— septischen Zuständen
  Pyrogenium
— Pferd
  Lachesis
— Hund, Schmerzen nach
  Hypericum
— Katze zur Vorbereitung
  Arnica

Operationswunden
  Traumeel
  Ledum
— Hund
  Staphisagria
— Katze, schlecht heilend
  Arnica
  Graphites
  Silicea
  Staphisagria

Osteochondrose (s.a. Diskopathien)
— Halswirbelsäule
  Gelsemium-Homaccord
  Cimicifuga-Homaccord
— Lendenwirbelsäule
  Colocynthis-Homaccord
— generell
  Discus compositum
  Calcium fluoratum

Osteodystrophie
— Rind
  Acidum phosphoricum
  Calcium phosphoricum

Osteomalazie
  Calcoheel
  Osteoheel
  Phosphor-Homaccord
— Rind
  Calcium carbonicum
  Calcium phosphoricum
  Coenzyme compositum
  Glandula suprarenalis suis-Injeel forte
  Glyoxal compositum
  Hypophysis suis-Injeel forte
  Lymphomyosot
  Parathyreoidea suis-Injeel forte
  Phosphorus
  Thyreoidea compositum
  Ubichinon compositum

Osteomyelitis
  Arnica-Heel
  Traumeel
  Echinacea compositum
  Placenta compositum

Othämatom
  Traumeel

Otitis externa
  Belladonna-Homaccord
  Echinacea compositum
  Engystol
  Mercurius-Heel
  Traumeel
— trocken, gerötet

    Petroleum
    Pulsatilla
    Sulfur
— mit intensivem Juckreiz
    Mercurius solubilisHahnemanni
— Fissuren und Schrunden
    Petroleum
— chronisch
    Graphites-Homaccord
    Causticum
    Hepar sulfuris
    Mercurius solubilis Hahnemanni
    Psorinum
    Sulfur
— mit reichlich Ohrenschmalz
    Graphites
    Silicea
— mit gelb-bräunlichen Ausfluß
    Psorinum
    Sulfur
— gelblich-blutig, dick, stinkend
    Hepar sulfuris
— mit faulig stinkendem Eiter
    Mercurius sublimatus corrosivus
    Hepar sulfuris
— Ausfluß riecht nach altem Käse
    Acidum nitricum
    Belladonna
    Hepar sulfuris
    Silicea
    Sulfur

Otitis media, als Adjuvans
    Arnica-Heel
    Dulcamara-Homaccord
    Euphorbium compositum
    Traumeel
    Otitis media Nosode-Injeel
— chronica
    Arsuraneel
    Lamioflur
    Traumeel

— Katze
    Ferrum phosphoricum
    Hepar compositum
    Pulsatilla

Ovarien
— Dysfunktion
    Ovarium compositum
    Hormeel
    Acidum phosphoricum
    Apis
    Pulsatilla compositum
— Rind, Pferd, Schwein, Schaf, Ziege
    Ovarium compositum
— Hund
    Hormeel
— Zysten
    Ovarium compositum
    Hormeel
    Apis
    Aristolochia
    Gynäcoheel
— Zystenverdacht bei Nagern
    Metro-Adnex-Injeel
— Hypoplasie
    Ovarium compositum
    Gynäcoheel
    Hormeel
— kleinzystische Degeneration
    Ovarium compositum

Panaritium
    Traumeel
    Mercurius-Heel
    Myristica sebifera
    Hepar sulfuris
    Cutis compositum
— Rind
    Calcium fluoratum
    Hepar sulfuris
    Natrium chloratum

Pankreatitis, chronische
Leptandra compositum
Momordica compositum
Lycopodium
Arsenicum album
Natrium muriaticum
Nux vomica
Phosphorus
Sulfur

Panleukopenie
Engystol
Veratrum-Homaccord
+ Nux vomica-Homaccord
Mucosa compositum
Podophyllum compositum
Vomitusheel
Cralonin

Panostitis, Hund
Cruroheel
Echinacea compositum
Osteoheel

Paramunitätsinducer
Engystol
Echinacea compositum

Pansenstörungen
Nux vomica-Homaccord
Chelidonium-Homaccord

Pansentympanie s. Tympanie

Pansenüberladung, Rind
Nux vomica-Homaccord

Papillom
Psorinoheel
Engystol
— Hund
Acidum nitricum

Causticum
Graphites
Thuja

Parenchymaffektionen der Organe
Phosphor-Homaccord

Paresen
Traumeel
Arnica-Heel
Veratrum-Homaccord
— Katze
Arnica
Hypericum

Parodontose
— Hund
Natrium phosphoricum
Silicea

Parvo-Virus-Enteritis s. Panleukopenie

Patellaluxation, habituelle
Calcium fluoratum
Rhus toxicodendron

Perianalfisteln
— Hund
Cruroheel
Silicea-Injeel forte
Traumeel Salbe

Periarthritis humeroscapularis
Traumeel
Zeel

Perikarditis
Cactus compositum
— Rind
Apis mellifica

Bryonia
Calcium fluoratum

Periodische Augenentzündung
Belladonna-Homaccord
Oculoheel
Auto-Sanguis-Stufentherapie

Periostitis
Traumeel
Osteoheel
Kalmia compositum
Ruta graveolens
Rhus toxicodendron
Sympytum
— Rind
Aconitum
Belladonna
Bryonia
Cantharis
Rhus toxicodendron

Periostläsionen
Ruta graveolens
Symphytum

Pharyngitis
Phosphor-Homaccord
Echinacea compositum
Mucosa compositum
Psorinoheel
— Katze
Apis
Belladonna
Baptisia
Mercurius solubilis Hahnemanni
Lachesis
Pulsatilla

Phlebitis
Belladonna-Homaccord
Hamamelis-Homaccord
— Rind
Hamamelis
Lachesis
Vipera berus

Phlegmone
Traumeel
Belladonna-Homaccord
Echinacea compositum forte
Arnica-Heel
Lachesis
Naja tripudians
Phosphor
— Katze
Hepar sulfuris
Lac caninum-Injeel
Mercurius solubilis Hahnemanni

Phosphormangel, als Adjuvans
— Rind
Calcium phosphoricum

Photosensibilität
— Rind
Hypericum
Arsenicum album
Chelidonium
Fagopyrum
Rhus toxicodendron
Sulfur

Platzangst, Schäferhund
Argentum nitricum

Pleuritis
Gripp-Heel
Husteel
Lachesis
Bryonia
— Rind
Bryonia
Apis

53

Arsenicum jodatum
　　　Kalium carbonicum
— Katze
　　　Arsenicum album
　　　Bryonia
　　　Mercurius solubilis

Pneumonie (s.a. Atemwegs-
erkrankungen)
— 1. Stadium
　　　Aconitum-Homaccord
　　　Gripp-Heel
— 2. Stadium
　　　Belladonna-Homaccord
— bereits beginnende Exsudation
　　　Bryaconeel
　　　Bryonia
— hepatisiertes Parenchym
　　　Phosphor-Homaccord
— Rind
　　　Aconitum
　　　Antimonium
　　　Bryonia
　　　Drosera
　　　Lycopodium
　　　Phosphorus
— Hund
　　　Aconitum
　　　Belladonna
　　　Bryonia
　　　Phosphorus
　　　Tartarus emeticus
— kleiner Heimtiere
　　　Gripp-Heel
　　　Traumeel

Pododermatitis
— nicht eitrige (s. Hufrehe)
— eitrige
　　　Echinacea compositum
　　　Graphites
　　　Traumeel

　　　Hepar sulfuris
　　　Mercurius sublimatus corrosivus
　　　Silicea

Polyarthritis
　　　Bryaconeel
　　　Rhododendroneel
　　　Traumeel
— Hund
　　　Zeel

Polypen
— Kehlkopf
　　　Thuja
— Katze
　　　Thuja

Prellungen
　　　Traumeel
　　　Arnica

Prostata-Adenom (1. Stadium)
　　　Populus compositum
　　　Sabal-Homaccord
　　　Solidago compositum
　　　Staphisagria
— Hund
　　　Magnesium carbonicum
　　　Magnesium chloratum
　　　Magnesium phosphoricum
　　　Thuja

Prostatitis
— Hund
　　　Belladonna
　　　Bryonia
　　　Pulsatilla
　　　Thuja

Pruritus
　　　Cutis compositum
　　　Engystol

Histamin-Injeel
Hepeel
Psorinoheel
Sulfur-Heel
— sine materia
Dolichos pruriens
Placenta compositum

Pseudogravitität s. Lactatio falsa

Punkt- und Stichwunden
Ledum

Puerperalstörungen s. Endometritis und Retentio secundinarum

Pusteln (s.a. Dermatitis)
Lamioflur
Cutis compositum
Traumeel

Pyelonephritis
Cantharis compositum
Echinacea compositum
Reneel
Solidago compositum
Echinacea compositum
Arnica-Heel
— Rind
Acidum benzoicum
Hepar sulfuris
Mercurius sublimatus corrosivus
Silicea

Pyodermie (s.a. Dermatitis)
Traumeel
Cutis compositum
Psorinoheel
Placenta compositum
Hepar compositum
Mercurius solubilis Hahnemanni
Sulfur

Coenzyme compositum
Auto-Sanguis-Stufentherapie

Pyometra
Lachesis compositum
Echinacea compositum
Lamioflur
Hormeel
Gynäcoheel
Helonias dioica
Hydrastis
Psorinoheel
Sabina
Sepia
Sulfur-Heel
— im Frühstadium
Lachesis
Pulsatilla
— postoperativ, hormonregulierend
Sepia
Hormeel
— Katze
Lachesis
Pulsatilla
Sepia

Quetschungen
Traumeel
Arnica-Heel
Calendula
— der Nerven
Hypericum
— Katze
Arnica
Calendula
Hamamelis
Traumeel

Rachenentzündung s. Pharyngitis

Rachitis
   Calcoheel
   Osteoheel
   Phosphor-Homaccord
— Rind
   Calcium carbonicum
   Calcium fluoratum
   Calcium phosphoricum
   Phosphorus
— Hund
   Calcium carbonicum
   Calcium phosphoricum

Ranula
— Hund
   Sulfur
— Katze
   Thuja

Räude, als Adjuvans
— Rind
   Kalium arsenicosum
   Psorinum
   Sulfur
— Hund
   Sulfur

Rehe s. Hufrehe

Reisekrankheit
— beginnend einige Tage vor der Reise
   Cocculus-Homaccord
— während der Fahrt
   Vertigoheel
— Hund
   Nux vomica
   Petroleum
   Strychninum phosphoricum

Reizblase
   Cantharis compositum
   Eupatorium purpureum

Reizhusten
   Ipecacuanha
— Hund
   Sulfur
   Stannum jodatum
   Tartarus emeticus

Reizzustände, zerebrale (Sonneneinstrahlung)
   Belladonna-Homaccord
   Veratrum-Homaccord

Rekonvaleszenz, verzögerte
   Echinacea compositum
   Arsenicum album
   Echinacea angustifolia

Rektumdivertikel
   Divertikulose-Nosode-Injeel

Retentio secundinarum
   Lachesis compositum
   Sabina
— Prophylaxe
   Lachesis

Rhagaden
   Petroleum

Rheumatischer Formenkreis (s.a. Muskelrheumatismus)
   Zeel
   Rheuma-Heel
   Kalmia compositum
   Neuralgo-Rheum-Injeel
   Lithiumeel
   Spascupreel
   Bryonia

    Arnica
    Colocynthis
— Weichteil
    Rhododendron
— bei Naßwetterverschlimmerung
    Dulcamara-Homaccord
    Rhododendroneel
— Hund
    Bryaconeel
    Ferrum-Homaccord
    Rheuma-Heel
    Bryonia
    Ferrum
    Rhus toxicodendron

Rhinitis (s.a. Sinusitis)
    Euphorbium compositum
    Naso-Heel
    Sinusitis-Nosode-Injeel
    Arsenicum album
— chronisch-eitrige
    Echinacea compositum
    Euphorbium compositum
    Mucosa compositum
— chronische
    Hydrastis
    Mercurius solubilis
    Kalium bichromicum
    Silicea
— Rind
    Aconitum
    Allium cepa
    Arsenicum album
    Dulcamara
    Hydrastis
    Mercurius sublimatus corrosivus
    Pulsatilla
    Silicea
— kleiner Heimtiere
    Euphorbium compositum
    Gripp-Heel
    Mucosa compositum

Rhinotracheitis
— Katze
    Engystol
    Euphorbium compositum
    Naso-Heel

Rindergrippe
    Engystol
    Echinacea compositum
    Gripp-Heel
    Coffea
    Echinacea angustifolia
    Vincetoxicum
— Initialstadium
    Aconitum-Homaccord
    Belladonna-Homaccord

Rißwunden
    Traumeel
    Calendula officinalis

Salmonellose, als Adjuvans
— Kalb
    Aconitum
    Arsenicum album
    Bryonia
    Pyrogenium
    Rhus toxicodendron
    Salmonella-Nosode
    Veratrum album

Sarkoid
    Para-Benzochinon
    Anthrachinon-Injeel forte
    Coenzyme compositum
    Ubichinon compositum
    Glyoxal compositum
    Cutis compositum

Satteldruck der Pferde
    Traumeel
    Arnica-Heel

Sauerstoffutilisation, zur Verbesserung der –
   Coenzyme compositum
   Cralonin

Schale
   Zeel
   Osteoheel

Scharfeinreibungen, Nachbehandlung
   Traumeel
   Osteoheel
   Hekla Lava
   Symphytum

Scheinträchtigkeit s. Lactatio falsa

Schienbeinerkrankung, Rennpferde
   Osteoheel
   Traumeel
   Ypsiloheel

Schilddrüsenfunktionsstörungen
   Thyreoidea compositum
   Strumeel

Schleimhautaffektionen
   Mucosa compositum
   Lamioflur
   Echinacea compositum
   Bryonia
   Sulfur
   Hepar sulfuris
   Asthma-Nosode-Injeel
   Reneel
— Magen-Darmtrakt
   Mucosa compositum
   Chelidonium-Homaccord
   Nux vomica-Homaccord

Schluckbeschwerden (s.a. Pharyngitis)
— der Meerschweinchen
   Diphtherinum-Injeel
   Echinacea compositum
   Galium-Heel
   Lymphomyosot

Schmerzzustände
   Atropinum compositum
   Spascupreel
   Traumeel
   Arnica-Heel

Schnabelhorn, Schäden am
   Cutis compositum
   Silicea

Schnittwunden
— Hund
   Traumeel
   Arnica
   Staphisagria

Schnupfen s. Rhinitis und Katzenschnupfen

Schockerscheinungen, nach Unfall
   Veratrum-Homaccord
   Traumeel
   Strophanthus compositum
   Carbo compositum
   Arnica-Heel
   Cralonin

Schulterlahmheit der Pferde
   Traumeel
   Arnica

Schuppenbildung
   Cutis compositum
   Psorinoheel

— Katze
Arsenicum album
Sulfur

Schwäche, zittrige
Barium carbonicum
Crataegus
Kalium carbonicum
Phosphor

Schwergeburten
— Hund
Caulophyllum

Schwindel
Vertigoheel
Kalium carbonicum
— kreislaufbedingt
Convallaria
Kalium carbonicum

Seborrhö
Schwef-Heel
Abropernol
— Katze
Calcium carbonicum

Sedierung
Valerianaheel
— Autofahrten s. Reisekrankheit

Sehnen- und Sehnenscheidenaffektionen
Traumeel
Zeel
Rhus toxicodendron
— Entzündung, Hund
Arnica
Rhus toxicodendron
Ruta graveolens
Traumeel

Sekretstauung
Lymphomyosot
Engystol

Septische Erkrankungen
Echinacea compositum
Lachesis
Pyrogenium
Cactus compositum

Sinusitis (s.a. Rhinitis)
Euphorbium compositum
Echinacea compositum
Gripp-Heel
Belladonna-Homaccord
Sinusitis-Nosode-Injeel
Arnica-Heel
Arsenicum album
Echinacea angustifolia
Hepar sulfuris
— dicke, gelbe, blutige Absonderungen
Hydrastis
— chronisch, eitrig, schleimig
Cinnabaris
— mit Begleithusten
Sticta pulmonaris
— Rind
Hepar sulfuris
Kalium bichromatum
Mercurius corrosivus
Silicea

Sommerräude
Traumeel
Echinacea compositum
Engystol
Cutis compositum
Hautfunktionstropfen (Cosmochema)
Cardiospermum
Auto-Sanguis-Stufentherapie

Sonnenstich
　Belladonna-Homaccord
　Cactus compositum
— Rind
　Aconitum
　Belladonna
　Glonoinum
— Kaninchen
　Belladonna-Homaccord
　Cralonin

Spasmen
　Atropinum compositum
　Spascupreel
— bei Darmerkrankungen
　Atropinum compositum
　Nux vomica-Homaccord
　Chelidonium-Homaccord
— Geschlechtsbereich
　Hormeel
— im Nieren-Blasenbereich
　Spascupreel
　Cantharis compositum
　Reneel
— der glatten Muskulatur
　Atropinum compositum
　Chelidonium-Homaccord

Spastische Bronchitis
　Drosera-Homaccord
　Husteel

Spat
　Zeel
　Osteoheel

Spondylarthrose
　Discus compositum
　Zeel
　Neuralgo-Rheum-Injeel

Sprunggelenksgallen s. Gelenksgallen

Spurenelemente, Mangel
　Molybdän compositum

Stauungsbronchitis s. Bronchitis

Star, grün, s. Glaukom

Staupe, Beginn
　Gripp-Heel
　Engystol
　Vincetoxicum
— Paresen
　Strychninum nitricum
　Nux vomica

Steigerung der körpereigenen Abwehr s. Abwehrsteigerung

Stoffwechselstörungen
　Hepar compositum
　Carduus compositum
　Coenzyme compositum
　Ubichinon compositum
　Echinacea compositum
　Ginseng compositum
　Arsenicum album
　Phosphorus
　Sulfur
　Flor de Piedra
　Nux vomica
　Lycopodium
　Ovarium compositum
　Testis compositum
— besonders Jungtiere
　Coenzyme compositum
　Molybdän compositum
　Tonico-Injeel

Stomatitis
Traumeel
Echinacea compositum
Mucosa compositum
Belladonna-Homaccord
Engystol
— ulcerosa
Belladonna-Homaccord
Mercurius-Heel
Mucosa compositum
— eitrige, ödematöse
Acidum nitricum
Belladonna
Mercurius corrosivus
Mercurius cyanatus
— mit Bläschen und Geschwüren
Acidum sulfuricum
Mercurius corrosivus
— allergische
Borax
Hypericum
— Rind
Kalium chloratum
Mercurius solubilis Hahnemanni
Nux vomica
— Katze
Engystol
Aconitum
Belladonna
Mercurius solubilis Hahnemanni
— Hund
Belladonna
Echinacea

Strangulation
Traumeel
Calendula
— partielle Nekrose
Kreosotum
Secale cornutum
Tarantula

Streß, als Adjuvans (s.a. Überanstrengung)
Nux vomica-Homaccord
Belladonna-Homaccord
Glonoinum-Homaccord

Strichkanalverletzungen
— Rind
Traumeel

Struma
Thyreoidea compositum
Strumeel forte
— Hund
Calcium carbonicum
Calcium fluoratum
Calcium jodatum
Jodum
Spongia
Thyreoidea

Stumpfe Traumen s. Traumen

Suppurationen
Traumeel
Echinacea compositum
Engystol
Hepar sulfuris

Süßkleevergiftung
— Rind
Crotalus horridus
Ferrum phosphoricum
Ipecacuanha
Millefolium
Sabina

Talgdrüsenzysten
Barium carbonicum
Echinacea compositum
Traumeel

Teckellähme s. Dackellähme

Tendovaginitiden
Traumeel
Zeel
Arnica-Heel
Ruta graveolens

Tenesmen, Harnblase
Cantharis compositum

Tetanus – ähnliche Zustände
— Rind
Colchicum
Cuprum metallicum
Hypericum
Ledum palustre
Nux vomica
Phosphorus
Strychninum

Thrombose
— Katze
Lachesis
Secale cornutum

Tic
Agaricum
Cerebrum compositum
Spascupreel

Tonsillarhypertrophie
Barijodeel
Dulcamara-Homaccord
Lymphomyosot

Tonsillitis
Belladonna-Homaccord
Tonsilla compositum
Arnica-Heel
Engystol
Mercurius-Heel

— chronisch
Lymphomyosot
— Hund
Apis
Belladonna
Lachesis
Mercurius solubilis
Phytolacca
— Katze
Belladonna
Calcium jodatum

Toxoplasmose, als Adjuvans
— Rind
Aconitum
Belladonna
Conium
Cuprum
Lathyrus sativus
Phosphorus
Stramonium
Strychninum
— Hund
Echinacea
Toxoplasmose-Nosode
— Katze
Echinacea
Toxoplasmose-Injeel

Tracheitis
Tartephedreel
Gripp-Heel
Engystol
Echinacea compositum
— Rind
Aconitum
Bryonia
Drosera
Dulcamara

Tränenfluß
— Hund, beidseitig

Silicea
Staphisagria
— vermehrt
Euphrasia
Pulsatilla
— vermindert
Kalium bichromicum
Lycopodium

Transporttetanie
— Rind
Agaricus muscarius
Belladonna
Calcium phosphoricum
Cuprum metallicum
Magnesium phosphoricum
Opium

Traumatisch periphere Nervenschäden
— Vögel
Traumeel

Traumen
— spitze (Schnitt, Stich)
Traumeel
Arnica
Hypericum
Ledum
Staphisagria
— stumpfe (Quetschung, Prellung)
Traumeel
Arnica
Hypericum
Ledum
Symphytum

Trichomoniasis, als Adjuvans
— Rind
Apis
Caulophyllum

Hydrastis
Sepia

Trichophytie, als Adjuvans
Engystol
Cutis compositum
— Rind
Bacillinum-Nosode
Kalium arsenicosum
Tellurium

Trommelsucht der Kaninchen
Carbo compositum
Nux vomica
Veratrum
Cralonin
Carbo vegetabilis

Tubenkatarrh
Euphorbium compositum
Tuba Eustachii suis-Injeel

Tumore
Para-Benzochinon
Galium-Heel
Coenzyme compositum
Ubichinon compositum
Lymphomyosot
Viscum compositum
Glyoxal compositum
— der Schilddrüse
Thuja
— Hund, Afterschließmuskel
Acidum nitricum
Alumina
Arsenicum jodatum
— Hund, Penis
Acidum nitricum
Thuja
— Mamma der Hündin (s.a. Mammatumoren)
Conium

Thuja
Viscum compositum
Phytolacca
— der Scheide
Kreosotum
— Katze
Arsenicum album
Calcium fluoratum
Conium
Phytolacca
— Wellensittich
Para-Benzochinon

Tylome
Cutis compositum
Graphites-Homaccord
Antimonium crudum
Calcium fluoratum
Conium
Graphites
Thuja

Tympanie
— Rind, als Adjuvans
Nux vomica-Homaccord
Plumbum
— Kalb
Nux vomica-Homaccord
Barium carbonicum
Carbo vegetabilis
Colchicum
Lycopodium
— Kalb, rezidivierende
Nux vomica-Homaccord

Überanstrengung
— Bewegungsapparat
Traumeel
Arnica-Heel
Aesculus compositum
— Kreislauf, auch nach Transport
Cactus compositum

Cralonin
Mischung aus
 Belladonna-Homaccord
 + Nux vomica-Homaccord
 + Glonoinum-Homaccord

Ulcus corneae
Oculoheel
Argentum nitricum
Cornea suis-Injeel
Mercurius jodatus flavus
Mucosa compositum
Traumeel

Ulcus ventriculi et duodeni
Erigotheel
Anacardium-Homaccord
Duodenoheel
Gastricumeel
Mucosa compositum
Ignatia-Homaccord
Spascupreel

Umstimmung, zur allgemeinen –
Echinacea compositum
Engystol

Unfallfolgen
Traumeel
Vertigoheel
Arnica-Heel
Phosphor

Unruhe
Valerianaheel
Hyoscyamus-Injeel forte

Urogenitalerkrankungen
Cantharis compositum
Berberis-Homaccord
Solidago compositum
Echinacea compositum

Mucosa compositum
Reneel
Aconitum
Agnus castus
Apis mellifica
Aristolochia
Arsenicum album
Belladonna
Berberis
Cantharis
Damiana
Dulcamara
Eupatorium purpureum
Hepar sulfuris
Lycopodium
Mercurius solubilis Hahnemanni
Petroselinum
Pulsatilla
Sabal serrulatum
Sabina
Solidago
— Entzündungen
Berberis-Homaccord
Cantharis compositum
Echinacea compositum
Traumeel

Urtikaria
Apis-Homaccord
Lymphomyosot
Traumeel
Urtica urens

Uteruskontraktion, fehlende
Sabina

Vaginalprolaps, habituell
Lilium tigrinum
Sepia

Vaginitis
Gynäcoheel

Lamioflur
Mucosa compositum
Echinacea compositum
Traumeel
Calcium fluoratum
Thuja
Hepar sulfuris
— Katze
Cantharis
Hydrastis
Kalium bichromicum

Verbrennungen
Causticum compositum
Traumeel
Cantharis compositum
— Kleintiere
Calendula
Echinacea
Hypericum

Verdauungsstörung (s.a. Gastroenteritis)
Nux vomica-Homaccord
Mucosa compositum
— Blähungen
Carbo vegetabilis
Nux vomica-Homaccord
— Koliken
Nux vomica-Homaccord
Belladonna-Homaccord
Atropinum compositum
— bakterielle Infektionen, als Adjuvans
Belladonna
Echinacea compositum
Engystol
— Parasiten, als Adjuvans
Calcium carbonicum
Abrotanum
— Rind
Nux vomica-Homaccord

Veratrum-Homaccord
Abies canadensis
Carbo vegetabilis
— kleine Heimtiere, falsche Fütterung
Nux vomica-Homaccord
Lycopodium
Aloe socotrina

Vergiftungen, nach spezifischer Therapie
Cactus compositum
Cantharis compositum
Gastricumeel
Hepar compositum
Ipecacuanha
Lachesis
Mucosa compositum
Nux vomica-Homaccord
Sabina
Okoubaka
— zur Kreislaufunterstützung
Cactus compositum
Crataegus
Phosphor-Homaccord
Veratrum-Homaccord
— Hund, durch verdorbenes Futter
Arsenicum album
— Katze
Ipecacuanha
Okoubaka
— Kleintiere
Thallium
— durch Kumarinpräparate
Lachesis
— durch Blei
Opium
— durch Eisen
Pulsatilla
— durch Insektizide, DDT-haltige Sprays, Farbe, Lackgerüche
Okoubaka

Verhaltensstörungen (s.a. Aggressivität, Hypersexualität, Nymphomanie)
— Schäferhund
Cerebrum compositum
Phosphor-Homaccord

Verletzungen
Traumeel
Aristolochia clematis
Bellis perennis
Bryonia
Calendula
Chamomilla
Echinacea
Hepar sulfuris
Hypericum
Ledum
Mercurius solubilis Hahnemanni
Rhus toxicodendron
Ruta graveolens
Sabina
Staphisagria
Symphytum
— Blutungen, Sicker -
Cinnamomum-Homaccord
Millefolium
Calendula
— Muskel, Sehnen
Symphytum
Traumeel
— Nerven
Hypericum
— Haut, Euter
Traumeel Salbe
— bei Geburtshilfe
Arnica
— bei Heimtieren
Traumeel

Verstauchungen
Traumeel

Verstopfung (s.a. Obstipation)
  Nux vomica-Homaccord
  Plumbum
— Hund
  Nux vomica-Homaccord
— chronische
  Alumina
  Opium
— mit Spasmen
  Magnesium phosphoricum
— wechselnd mit Durchfall
  Carbo vegetabilis
  Nux vomica-Homaccord

Verzögerte Rekonvaleszenz
  Echinacea compositum

Vibrionenabort, als Adjuvans
— Rind
  Calcium phosphoricum
  Hydrastis
  Sabina
  Secale

Viruserkrankungen
  Engystol
  Echinacea compositum
  Traumeel
— Vögel, kleine Heimtiere
  Engystol

Virus-Papillome
  Engystol
— Rind
  Acidum nitricum
  Calcium carbonicum Hahnemanni
  Causticum
  Dulcamara
  Sabina
  Thuja

Vögel, von der Stange fallend
  Cerebrum compositum
  Cralonin
  Traumeel

Vomitus s. Erbrechen

Vorhautkatarrh
  Traumeel
  Mucosa compositum
— Hund
  Mezereum
— mit gelbgrünem Ausfluß
  Hepar sulfuris
  Pulsatilla
— mit wundmachendem Ausfluß
  Mercurius solubilis Hahnemanni
— chronisch
  Calendula
  Echinacea
  Silicea

Warzen
  Thuja
  Acidum nitricum
  Psorinoheel
  Engystol
  Galium-Heel
  Abropernol
  Causticum compositum
  Calcium carbonicum
— an Augenlidern bei Nagern
  Thuja
— Hund
  Calcium carbonicum
  Thuja
— am Ohr
  Calcium carbonicum
  Causticum
— an den Augenlidern
  Acidum nitricum
— der Mundhöhle

Acidum nitricum
Calcium carbonicum

Wehenschwäche
Caulophyllum
Pulsatilla
— Hund
Caulophyllum
Secale cornutum

Weichteilrheumatismus
Rhododendroneel

Weidenemphysem, als Adjuvans
— Rind
Antimonium tartaricum
Apis mellifica
Bryonia
Drosera
Lycopodium
Phosphorus

Weidetetanie
— Rind
Magnesium phosphoricum
Calcium phosphoricum
Cicuta virosa
Cuprum aceticum
Belladonna
Stramonium

Wiesendermatitis
Pulsatilla

Wundbehandlung
Traumeel und Salbe
Echinacea compositum
Millefolium
Pyrogenium
— postoperativ
Lachesis
Ledum

Traumeel
— Wunde, frische
Arnica
— ältere oder verschmutzte
Arnica
Calendula
Hypericum
— eitrige
Calendula
Hepar sulfuris
Myristica sebifera
— septische
Lachesis
Pyrogenium
— Körperöffnungen
Lamioflur
Traumeel
— Stich
Ledum
— verzögerte Vernarbung
Traumeel
Staphisagria
— Narbenkoliken
Acidum fluoricum
Traumeel
Silicea
— Abszeßbildung
Myristica sebifera

Wurmbefall, zur Terrainsanierung
Abropernol
Mucosa compositum
Abrotanum
Arnica
— Katze, Spulwürmer
Abropernol
— Katze, Bandwürmer
China
— Katze, Hakenwürmer
Carduus compositum
— Katze, Kokzidiose
Acidum phosphoricum

Zähne, locker
— Katze
   Symphytum
— Hund
   Argentum nitricum

Zähne, Verfärbung
— Hund
   Silicea
— Schmelzdefekt
   Silicea

Zahnfleischblutungen
   Cinnamomum-Homaccord
   Ruta graveolens
   Crotalus horridus

**Zahnfleischentzündung
s. Gingivitis**

Zahnfleischgeschwulst s. Epulis

Zahnwechsel
   Belladonna-Homaccord
— Katze
   Calcium phosphoricum

Zerebrale Durchblutungsstörungen
   Cerebrum compositum

Zerebrales Ödem
— Rind
   Apis mellifica
   Belladonna
   Cicuta virosa
   Strychninum

Zerebrale Reizzustände
(Sonnenstich)
   Belladonna-Homaccord
   Veratrum-Homaccord

Zerrung
   Traumeel
   Zeel
   Rhus toxicodendron
   Rhododendroneel
   Ruta

Zervizitis
   Traumeel
   Echinacea compositum
   Mucosa compositum
   Hormeel

Zwingerhusten
   Engystol
   Drosera-Homaccord
   Phosphor-Homaccord
   Belladonna-Homaccord
   Husteel
   Euphorbium compositum

Zwischenzehenekzem der Hunde
   Traumeel
   Lamioflur
   Hepar sulfuris
   Natrium-Homaccord
   Silicea

Zyklusstörungen
   Ovarium compositum
   Hormeel
— Endometritiden
   Mucosa compositum
   Hormeel
   Ovarium compositum

Zysten, Ovarial-
   Ovarium compositum
   Hormeel

Zystitis (s.a. Blasenentzündung)
   Cantharis compositum

Berberis-Homaccord
Solidago compositum
Reneel
Populus compositum
Echinacea compositum
Arnica-Heel
Arsenicum album
Colocynthis
Echinacea angustifolia
Sabal-Homaccord
Sabina
— katarrhalisch
Aconitum
Apis
Cantharis
— infektiös
Aconitum
Cantharis
Eupatorium puerpureum
Lachesis
— mit Harntröpfeln
Cantharis

— nach Durchnässung
Dulcamara-Homaccord
Rhus toxicodendron
— mit Harnverhaltung
Petroselinum
— Kleintiere
Mercurius solubilis Hahnemanni
— Katze
Apis
Belladonna
Berberis
Cantharis
Sulfur

Zystopyelitis
Cantharis compositum
Echinacea compositum
Reneel
Berberis-Homaccord
Dulcamara-Homaccord
Albumoheel
Sabal-Homaccord